臨床家のための
口腔疾患
カラーアトラス

編著 神部芳則
　　 大橋一之

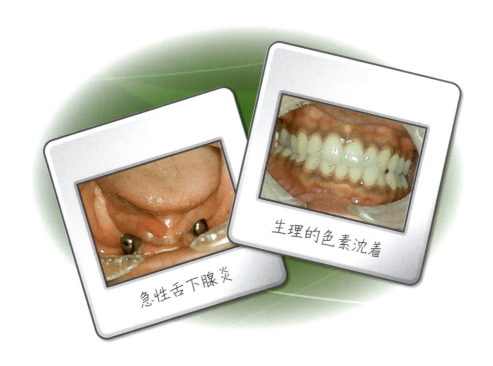

医歯薬出版株式会社

This book was originally published in Japanese
under the title of :

RINSHOKA NO TAME NO KOUKUSHIKKAN KARA ATORASU
(Color Atlas of Oral Diseases-for dental practitioner)

Editors :

JINBU, Yoshinori, et al.
JINBU, Yoshinori
 Professor, Jichi Medical University

© 2017 1st ed.
ISHIYAKU PUBLISHERS, INC.
 7-10, Honkomagome 1 chome, Bunkyo-ku,
 Tokyo 113-8612, Japan

はじめに

このたび，『臨床家のための口腔疾患カラーアトラス』を出版することとなりました．口腔は非常に狭い領域であるにもかかわらず，歯原性のもの，局所的なもの，そして全身疾患に関連したものなど，きわめて多くの疾患が発生するのは周知のとおりです．また，口腔外科的疾患を含めて口腔病変についてのアトラスもすでに多くの書籍が発行されてきました．本書は臨床の第一線で診療にあたっている臨床医の先生を対象に執筆しました．当初は多くの書籍がそうであるように，疾患概念・病態・診断や治療法まで含めて記載していましたが，最終的にこうした部分は一切削除しました．つまり，本書の写真を見てどういう疾患を思い浮かべるか，鑑別疾患としてどういう疾患があげられるかの診断を進めるトレーニングに使っていただけるようにするため，写真のみにしたのです．

診断には技術を用いて情報を集める部分と，それらの情報のもつ意味を医師がみずから持っている知識によって判断する部分があり，これらを統合することで患者に生じている異常を評価することになります．すなわち，現病歴，既往歴を聴取し，現症を把握し，得られた情報を整理したうえで，さらに医師の持っている知識と経験を活用して総合的に診断します．ところが，患者に生じている異常が簡単に見いだせる場合と，そう簡単にはいかない場合があります．そうした際には，得られた情報を元に考えうる複数の異常（疾患名）をまず想定し，その中のどれが当てはまるかを決めること（鑑別診断）が行われます．

最近，研修医に対して鑑別診断をどのように進めるかを指導するテレビ番組が好評でした．同じように，本書の写真をみてどれだけ鑑別疾患が思い浮かべることができるか，試してみてください．症例はなるべく典型的な写真を選びましたが，中にはまれな疾患も含まれていますので，同じような症状を呈する疾患にどのような鑑別疾患があるか参考にしていただければと思います．しかし，本書には病態の詳細や治療は記載していませんので，疾患の病態や治療法の詳細は他の専門書を参考にしてください．

最後に，本書の症例写真は自治医科大学歯科口腔外科学講座に保存された写真を使用しました．自治医科大学歯科口腔外科学講座は2016年で開設40年が経過しました．本書に用いられた多くの写真は初代の赤坂庸子先生時代の医局員，同門の先生方が診療に当たられた症例です．これまでにご指導いただいた赤坂庸子先生，草間幹夫先生，森　良之先生，そして多くの同門の先生方に感謝します．

自治医科大学歯科口腔外科学講座　**神部芳則**
国際医療福祉大学熱海病院　**大橋一之**

『臨床家のための口腔疾患カラーアトラス』の出版に際して

　昨年で開設40周年を迎えた自治医科大学医学部歯科口腔外科において，私が赴任する以前から「自治医大は症例の宝庫」とうかがっていました．そして実際に当科を担当し，年間5,000名を超える初診の患者さんを目の当たりにして，多種多様な疾患がこれほどにも多いことに大変驚いています．

　口腔には，炎症性疾患，腫瘍性疾患，囊胞性疾患をはじめ多種多様な疾患が生じるほか，全身疾患に関連した口腔病変も多く，しばしば鑑別診断に苦慮することがあります．また，口腔粘膜疾患においては，その症状が経過とともに変化する場合や，異なった原因でも同じ症状を呈する場合もあることなど，診断に苦慮する場合が多くあります．診断には，医療面接による患者情報の収集整理が基本であることは言うまでもありませんが，本書には多岐にわたる口腔疾患の病態写真が網羅されており，視診，触診を行ううえで鑑別診断の候補となる疾患を考える際に，きっと役に立つことと確信しています．

　本書の症例写真はすべて自治医科大学医学部歯科口腔外科学講座に保存されていたものが使用されており，これだけの多くの口腔疾患の病態写真を収集整理してきた医局員の先生方にあらためて敬意を表します．

　本書が多くの臨床医の必需品の一つとして活用されることを願っています．

自治医科大学医学部歯科口腔外科学講座
教授　森　良之

目　次
CONTENTS

I章　歯の異常　　1

● 形態の異常　　2
巨大歯／矮小歯／陥入歯／癒着歯／ハッチンソンの歯（先天性梅毒）／フルニエの歯（先天性梅毒）

● 歯数の異常　　3
過剰歯／歯の欠損

● 歯の萌出時期の異常　　4
先天性歯／乳歯の晩期残存／萌出の位置異常／叢生

● 歯の萌出にかかわる軟組織の異常　　4
萌出嚢胞／上皮真珠

● 歯の形成不全・着色　　5
歯の形成不全／歯の着色

II章　口腔粘膜疾患　　7

● アフタ性疾患　　8
再発性アフタ／ベーチェット病

● 物理的刺激による粘膜炎　　9
熱傷／火傷／義歯による褥瘡性潰瘍／歯による褥瘡性潰瘍／哺乳瓶による軟口蓋の潰瘍（ベドナーアフタ）／乳歯による舌潰瘍（リガ・フェーデ病）

● 化学薬品による口腔粘膜炎　　10
アルカリによる粘膜炎／亜ヒ酸製剤による粘膜炎，腐骨形成

● 薬物性粘膜炎　　10
農薬による口腔粘膜炎／抗癌剤による口腔粘膜炎／薬疹／重度の薬疹（スチーブンスジョンソン症候群）

● ウイルス感染　　12
口唇ヘルペス／ヘルペス性歯肉口内炎／帯状疱疹／伝染性単核症（EBウイルス感染症）／ヘルパンギーナ／サイトメガロウイルス感染／手足口病

● 真菌感染　　14
急性偽膜性カンジダ症／慢性肥厚性カンジダ症／紅斑性カンジダ症／義歯性口内炎／正中菱形舌炎

● 肉芽腫性病変　　15
肉芽腫性口唇炎

● 性感染症　　16
梅毒／後天性免疫不全症候群 AIDS（HIV感染症）／カポジ肉腫

● 水疱症　　17
先天性表皮水疱症／自己免疫性水疱症／腫瘍随伴性天疱瘡

目次

- ●角化性疾患 ········· 19
  白板症／口腔扁平苔癬／ニコチン性角化症／白色海綿状母斑
- ●色素沈着 ········· 21
  生理的メラニン色素沈着症／多発性メラニン色素斑／口腔扁平苔癬に伴う色素沈着／アジソン病／
  クッシング症候群／ポイツ・ジェガーズ症候群／金属による色素沈着／色素性母斑
- ●舌の病変 ········· 23
  平滑舌／地図状舌／溝状舌／毛舌／正中菱形舌炎／苺舌（溶連菌感染症）／舌乳頭肥大
- ●アレルギー性疾患 ········· 25
  金属アレルギー／掌蹠膿疱症／クインケ浮腫／アレルギー性口唇炎

Ⅲ章　炎症性疾患　27

- ●歯性炎症 ········· 28
  歯肉膿瘍／口蓋膿瘍／歯槽骨炎
- ●骨髄炎 ········· 29
  急性下顎骨骨髄炎／慢性硬化性下顎骨骨髄炎／上顎骨炎
- ●顎骨周囲の炎症 ········· 30
  頰部膿瘍／口底蜂窩織炎／頰部蜂窩織炎／眼窩蜂窩織炎／歯性上顎洞炎／丹毒／顎放線菌症／
  頸部リンパ節炎／外歯瘻／上顎洞口腔瘻
- ●顎骨壊死 ········· 32
  薬剤関連顎骨壊死
- ●全身感染症に伴う頸部リンパ節炎 ········· 33
  結核性リンパ節炎／トキソプラズマ症／猫ひっかき病／梅毒性リンパ節炎／
  伝染性単核球症（EBウイルス感染症）

Ⅳ章　先天異常・発育異常　35

- ●裂奇形 ········· 36
  口唇裂／口蓋垂裂／軟口蓋裂／唇顎口蓋裂／横顔裂
- ●口唇の先天異常 ········· 37
  下唇瘻／口角瘻
- ●舌の先天異常 ········· 38
  舌裂／舌の奇形／舌小帯強直症
- ●その他の先天異常 ········· 38
  上唇小帯の異常／頰小帯の異常／動静脈奇形／オスラー病／フォアダイス状態／
  スタージウエバー症候群
- ●顎変形症 ········· 40
  下顎前突／上顎前突／開咬／交叉咬合／歯列，咬合異常

Ⅴ章　外傷　41

- ●裂傷 ········· 42
  プラスチック棒による口蓋部裂傷／歯ブラシによる刺創／上唇小帯裂傷／歯肉裂傷／

歯槽粘膜，顔面皮膚の裂傷／顔面皮膚の裂傷／舌の裂傷／粘膜血腫
- ● 顎骨の外傷 ... 44
  歯槽骨骨折／下顎骨骨折／気腫
- ● 異物の迷入 ... 46
  異物の迷入／異物性肉芽腫／歯の迷入

VI章　囊胞　49

- ● 顎骨内囊胞 ... 50
  歯根囊胞／ゲルベル隆起／残留囊胞／含歯性囊胞／正中上顎囊胞／
  基底細胞母斑症候群／術後性上顎囊胞
- ● 軟組織内囊胞 ... 52
  鼻歯槽囊胞／類皮囊胞／側頸囊胞（鰓囊胞）／リンパ上皮性囊胞

VII章　良性腫瘍　55

- ● 歯原性腫瘍 ... 56
  エナメル上皮腫／腺様歯原性腫瘍／複雑性歯牙腫／集合性歯牙腫／
  セメント質骨形成線維腫／歯原性粘液腫
- ● 非歯原性腫瘍 ... 59
  良性上皮性腫瘍／良性非上皮性腫瘍
- ● その他の腫瘍状病変 ... 61
  エプーリス／外骨症／義歯性線維腫／妊娠性歯肉炎／薬物性歯肉増殖症

VIII章　悪性腫瘍　65

- ● 前癌病変 ... 66
  紅板症
- ● 上皮性悪性腫瘍（扁平上皮癌） ... 66
  舌癌／下顎歯肉癌／上顎歯肉癌／頰粘膜癌／口底癌／口蓋癌／口唇癌
- ● 非上皮性悪性腫瘍（肉腫） ... 68
  線維肉腫／平滑筋肉腫／骨肉腫
- ● その他の悪性腫瘍 ... 69
  悪性黒色腫／リンパ腫／転移性悪性腫瘍

IX章　唾液腺疾患　71

- ● 唾液腺炎 ... 72
  急性顎下腺炎／急性耳下腺炎／急性舌下腺炎／慢性顎下腺炎／流行性耳下腺炎（ムンプス）
- ● 唾石症 ... 73
  顎下腺開口部唾石／顎下腺導管内唾石／顎下腺腺体内唾石

- ●貯留嚢胞 ·· 74
  粘液嚢胞（粘液瘤）／ブランダンヌーン嚢胞／多発性表在性粘液嚢胞／ガマ腫
- ●良性唾液腺腫瘍 ·· 75
  多形腺腫／ワルシン腫瘍／基底細胞腺腫／筋上皮腫
- ●悪性唾液腺腫瘍 ·· 77
  腺癌／悪性多形腺腫／腺様嚢胞癌／腺房細胞癌／粘表皮癌
- ●その他の唾液腺疾患 ·· 78
  シェーグレン症候群／IgG4関連疾患（ミクリッツ病）

X章　顎関節およびその関連疾患　79

顎関節症／変形性顎関節炎／筋突起肥大／顎関節強直症／破傷風／
顎関節脱臼／咬筋肥大／顔面半側萎縮症／茎状突起過長症

XI章　神経疾患　83

- ●神経麻痺，神経痛 ·· 84
  末梢性顔面神経麻痺（ベル麻痺）／三叉神経麻痺／三叉神経痛

XII章　全身疾患に関連した口腔病変-1　血液疾患　85

- ●赤血球性疾患 ·· 86
  鉄欠乏性貧血／巨赤芽球性貧血／再生不良性貧血
- ●白血球性疾患 ·· 87
  無顆粒球症／骨髄異形成症候群
- ●白血病 ·· 88
  急性骨髄性白血病／急性前骨髄性白血病／急性リンパ性白血病
- ●出血性素因 ·· 89
  突発性血小板減少性紫斑病／周期性血小板減少症／血友病A／血友病B／第V因子欠乏症／
  無フィブリノーゲン血症／抗血栓療法／肝機能障害／播種性血管内凝固症候群（DIC）
- ●血液疾患に関連した病変 ·· 91
  急性移植片対宿主病（GVHD）／慢性移植片対宿主病（GVHD）／アミロイドーシス

XIII章　全身疾患に関連した口腔病変-2　その他の疾患　93

- ●消化器疾患 ·· 94
  クローン病／過敏性大腸炎
- ●呼吸器疾患 ·· 94
  サルコイドーシス
- ●膠原病 ·· 95
  全身性エリトマトーデス（SLE）／ウェゲナー肉芽腫症
- ●皮膚疾患 ··· 95
  強皮症／色素性乾皮症

I章

歯の異常

　歯の形成は胎生期の口腔粘膜上皮の増殖からはじまり，上皮細胞と間葉系細胞の相互作用によって生じる．この過程は緻密にプログラムされた細胞の分化により進行する．しかし，この過程に何らかの障害が生じると，歯の形態や萌出の異常が引き起こされる．もっとも初期の段階で異常が生じると歯の欠損や過剰歯など，歯の数の異常となる．また，歯の形態形成期，石灰化期，萌出期，などではホルモンやビタミンなど環境的な要因の影響も大きい．歯の形態異常や着色は審美的な障害となり，さらに萌出の異常は咬合・咀嚼など機能的な障害となる．

形態の異常／歯数の異常／歯の萌出時期の異常／歯の萌出にかかわる軟組織の異常／歯の形成不全・着色

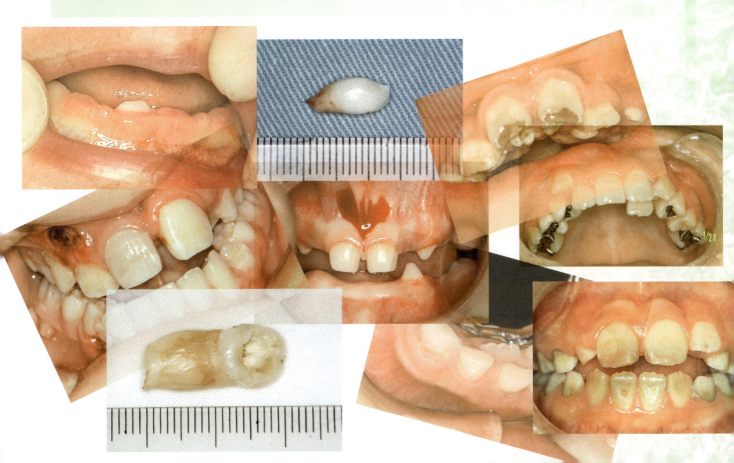

I. 歯の異常

形態の異常

●巨大歯

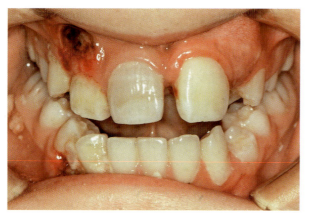

症例1 通常の歯よりも大きい 1|1

●矮小歯

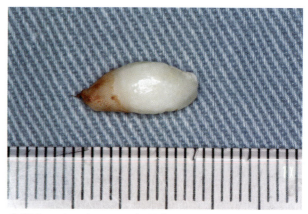

症例2 8| に歯冠の一部が萌出した円錐形の矮小歯。歯根の形成異常を伴っていた

●陥入歯

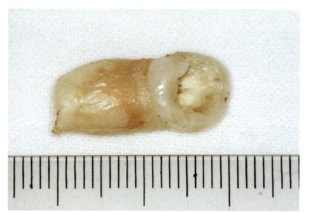

症例3 |2 に萌出，歯冠の口蓋側が大きく内部に陥入し，歯根の形態も異常を示した

●癒着歯

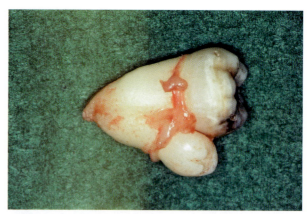

症例4 7| の頬側に円錐形の過剰歯を認め，セメント質で癒着していた

●ハッチンソンの歯（先天性梅毒）

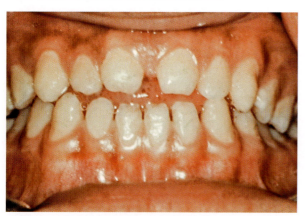

症例5 上下顎中切歯が樽状の歯冠を呈している

●フルニエの歯（先天性梅毒）

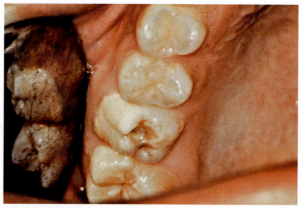

症例6 6| の咬頭の発育異常により咬合面は狭く，蕾状を呈している

歯数の異常

●過剰歯

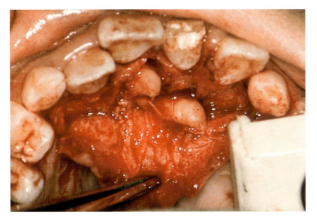

症例7a 左側口蓋に2本の過剰歯が埋伏していた

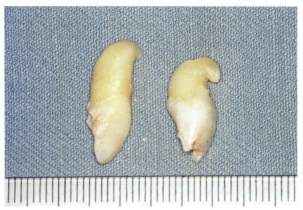

症例7b 抜去した歯は円錐形で歯根も湾曲していた

●歯の欠損

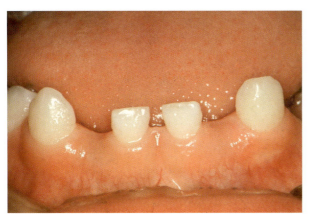

症例8 5歳の男児で B|B が先天的に欠損であった

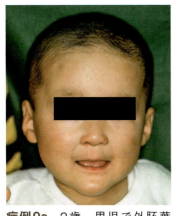

症例9a 2歳，男児で外胚葉異形成症．眉毛の減少，鼻骨の発育不全，顎骨の発育不全などを認めた

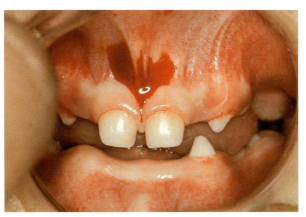

症例9b 上唇小帯の裂傷のため受診したが，多数の歯の欠損を認めた

歯の萌出時期の異常

● 先天性歯

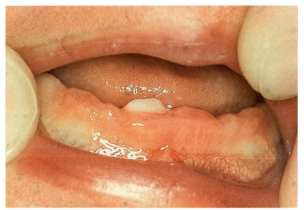

症例10 出生時に下顎前歯部に歯の萌出を認めた

● 乳歯の晩期残存

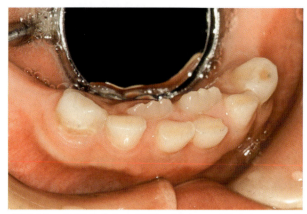

症例11 下顎前歯部に $\overline{A|A}$ が残存し，$\overline{1|1}$ が舌側に萌出していた

● 萌出の位置異常

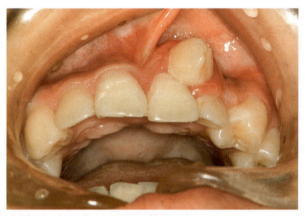

症例12 $\underline{3|}$ が $\underline{1|}$ の唇側に萌出した

● 叢生

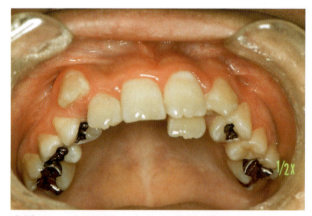

症例13 $\underline{|3}$ は唇側へ，$\underline{|2}$ は口蓋側に萌出していた

歯の萌出にかかわる軟組織の異常

● 萌出嚢胞

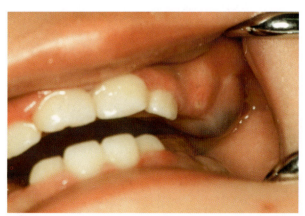

症例14 $\underline{|E}$ 相当部にやや青味がかかった歯肉の腫脹を認めた

● 上皮真珠

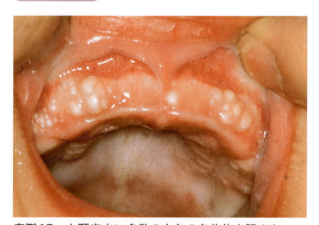

症例15 上顎歯肉に多数の白色の角化物を認めた

歯の形成不全・着色

●歯の形成不全

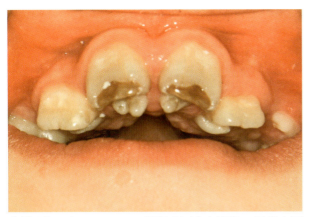

症例16　1|1 のエナメル質形成不全と形態の異常を認めた

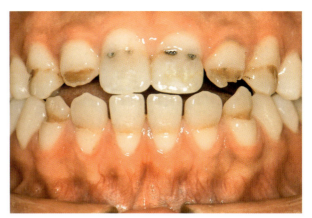

症例17　上下顎の前歯部に線状の着色を伴うエナメル質の形成不全を認めた

●歯の着色

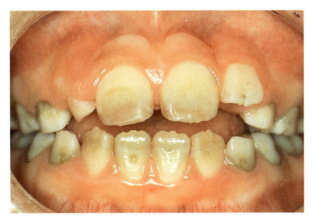
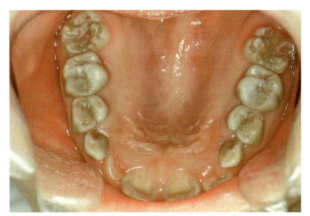

症例18　胆道閉鎖症，生体肝移植後，全顎にわたる歯の着色を認めた

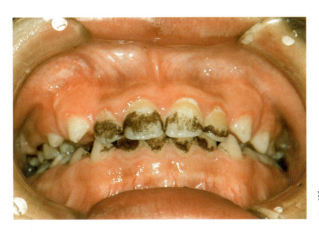

症例19　前歯部に外来色素の付着による着色を認めた

II章

口腔粘膜疾患

　口腔粘膜は特殊粘膜に分類される舌背を除き平坦であり，あまり特徴がない．生じる病変もびらん，潰瘍，水疱，紅斑，白斑，腫瘤の形成など単純な病型の組み合わせである．局所的な病変の他に全身疾患に関連した口腔病変もしばしば生じる．いわゆる炎症性病変が多いが，ウイルスや真菌などの感染や角化症も比較的頻度が高い．前癌病変の代表的疾患である白板症や前癌状態に分類される口腔扁平苔癬では臨床像が多彩で，確定診断には病理組織学的検査が必須である．口腔粘膜疾患の治療には含嗽薬や口腔用の軟膏を使用することが多いが，目的に応じた適切な薬物を選択することも重要である．

アフタ性疾患／物理的刺激による粘膜炎／化学薬品による口腔粘膜炎／薬物性粘膜炎／ウイルス感染／真菌感染／肉芽腫性病変／性感染症／水疱症／角化性疾患／色素沈着／舌の病変／アレルギー性疾患

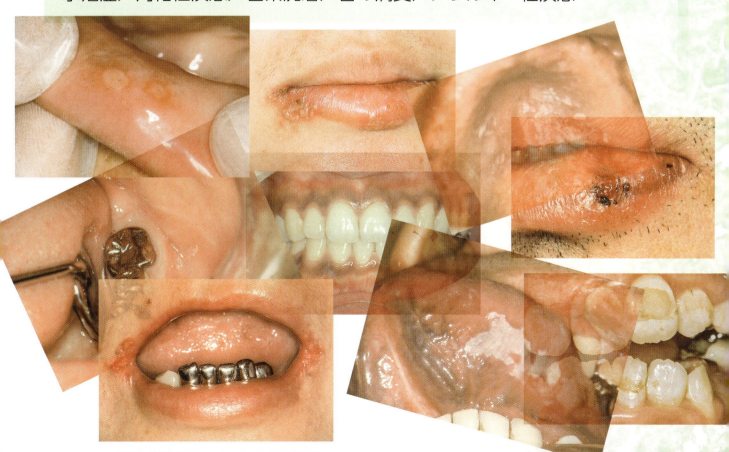

アフタ性疾患

● 再発性アフタ

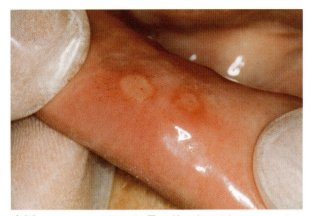

症例1 下唇の周囲に紅暈を伴う類円形のアフタを2個認めた

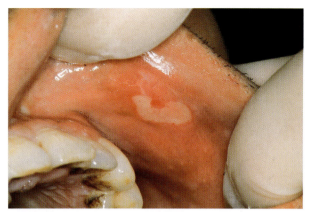

症例2 上唇に不整形でやや大きいアフタを認めた（大アフタ）

● ベーチェット病

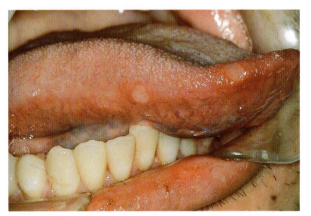

症例3 右側舌縁部に円形の小アフタを多数認めた

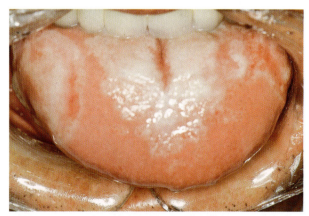

症例4 両側舌縁部に表面を偽膜に覆われた比較的大きなびらんを，また舌尖部には小さな円形のびらんを複数認めた

物理的刺激による粘膜炎

●熱傷

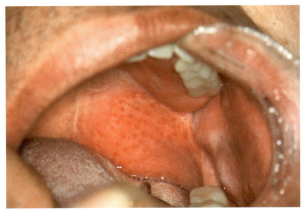

症例5　熱湯の誤飲により軟口蓋に偽膜に覆われた紅斑性病変を認めた

●火傷

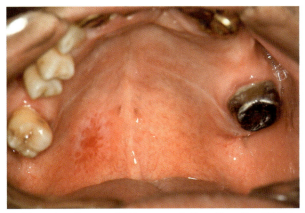

症例6　揚げたての餃子による火傷．軟口蓋に限局したびらん

●義歯による褥瘡性潰瘍

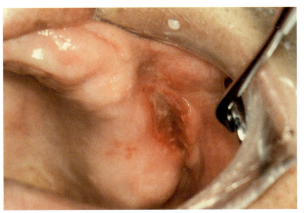

症例7　義歯床縁に一致した歯肉頬移行部の潰瘍．易出血性であるが潰瘍面は平坦で，辺縁部は線維化によってやや硬い

●歯による褥瘡性潰瘍

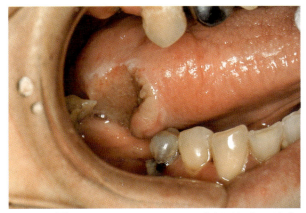

症例8　7̄に食い込むように生じた右側舌縁部の潰瘍．潰瘍面は平坦で，周囲に硬結は触知しない

●哺乳瓶による軟口蓋の潰瘍（ベドナーアフタ）

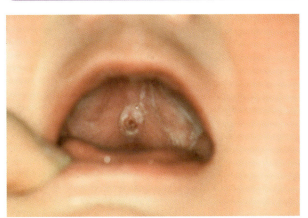

症例9　哺乳瓶の使用によって生じた軟口蓋の潰瘍性病変

●乳歯による舌潰瘍（リガ・フェーデ病）

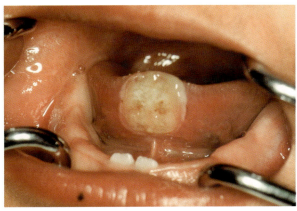

症例10　A|Aの機械的刺激によって舌下面に生じた潰瘍

化学薬品による口腔粘膜炎

●アルカリによる粘膜炎

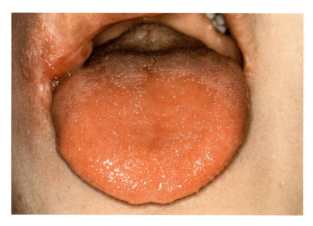

症例11 水酸化ナトリウムの誤飲後に生じた舌背，口角部の紅斑

●亜ヒ酸製剤による粘膜炎，腐骨形成

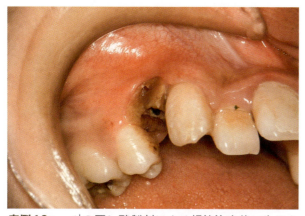 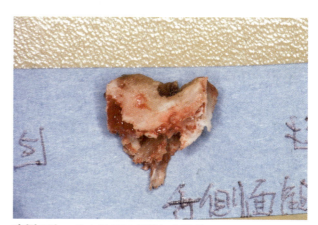

症例12a 4|の亜ヒ酸製剤による根管治療後に生じた疼痛を伴う歯肉〜歯槽粘膜の発赤．歯髄失活剤としての亜ヒ酸製剤は2005年に販売中止となった

症例12b 数カ月後に分離した腐骨

薬物性粘膜炎

●農薬による口腔粘膜炎

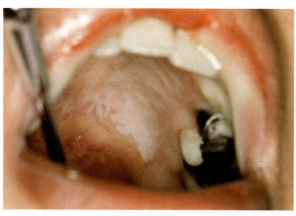 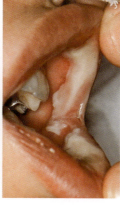

症例13 自殺目的に内服した除草剤（パラコート）による頰粘膜〜口蓋にみられた口腔粘膜壊死．パラコートの毒性を軽減するため，1986年に毒性の低いジクワットとの複合剤となった

● 抗癌剤による口腔粘膜炎

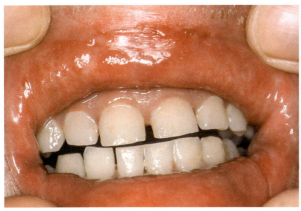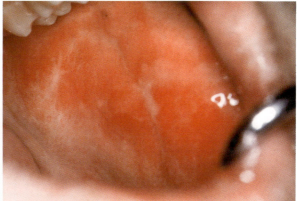

症例14 抗癌剤（メトトレキセート：MTX）投与後に口唇〜頬粘膜に広範囲に生じた紅斑，びらんを伴う粘膜炎

● 薬疹

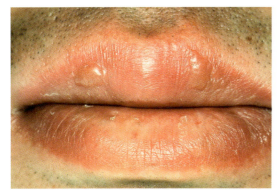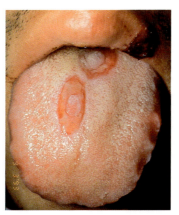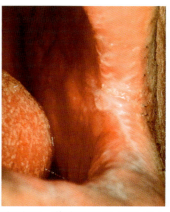

症例15 薬物の内服後に上唇に小水疱の形成を認めた

症例16 固定薬疹：薬物の内服後に舌背部に潰瘍の形成を認めた

症例17 苔癬型薬疹：薬物の内服後に口角から頬粘膜にかけて網状の白斑を生じた

● 重度の薬疹（スチーブンスジョンソン症候群）

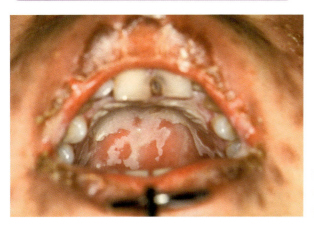

症例18 抗菌薬の内服後に全身皮膚に紅斑，水疱を発症．口腔粘膜にも広範囲にびらん，紅斑を生じた

ウイルス感染

●口唇ヘルペス

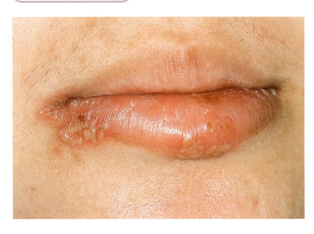

症例19　口角付近の下唇〜皮膚に多発した小水疱，小膿疱が集簇していた．また，下唇正中部にも同様の症状を認めた

●ヘルペス性歯肉口内炎

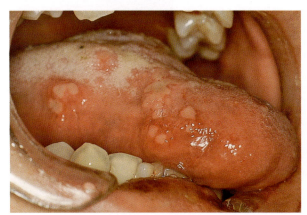 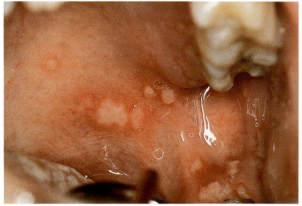

症例20　舌縁部〜頬粘膜，口蓋粘膜に多発性に小アフタ様の病変を認め，著明な接触痛を訴え，食事摂取が困難であった

●帯状疱疹

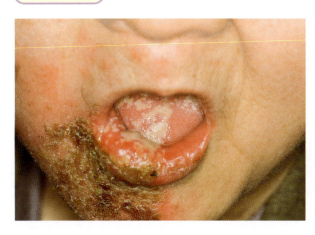

症例21　右三叉神経第3枝である下顎神経の支配領域に一致して，口腔内では多発性のびらんや潰瘍を，皮膚には痂皮の付着と周囲に紅斑を認めた．また，神経痛様の強い痛みを伴っていた

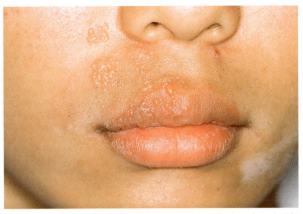 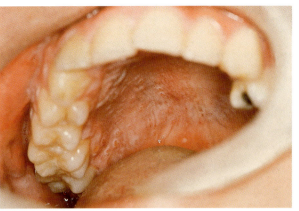

症例22 右三叉神経第2枝である上顎神経の支配領域に多発した小水疱を認めた

● 伝染性単核症（EBウイルス感染症）

● ヘルパンギーナ

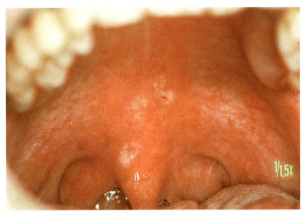 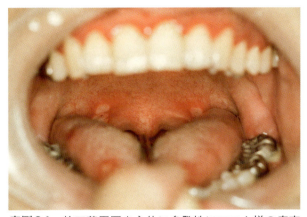

症例23 頸部リンパ節の腫脹と軟口蓋〜口蓋垂に多発性の小びらん，周囲粘膜の発赤を認めた

症例24 軟口蓋周囲を主体に多発性にアフタ様の病変を認めた

● サイトメガロウイルス感染

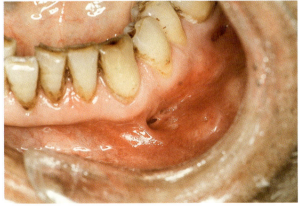

症例25 悪性リンパ腫で癌化学療法中に下顎歯肉に瘻孔形成を認めた

● 手足口病

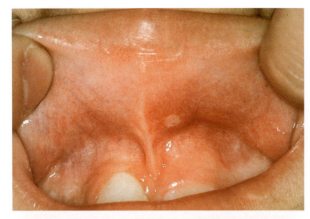
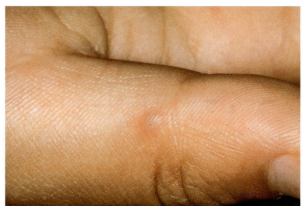
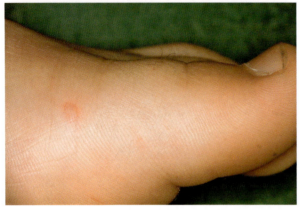

症例26 口腔内には小アフタ様の潰瘍を認め，手足には小水疱が散在性にみられた

真菌感染

● 急性偽膜性カンジダ症

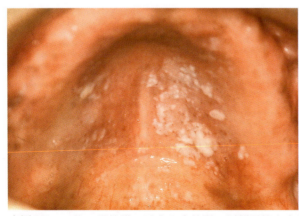
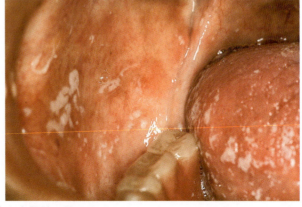

症例27 口蓋，頰粘膜，舌背と広範囲に剝離可能な白苔を多発性に認めた

慢性肥厚性カンジダ症

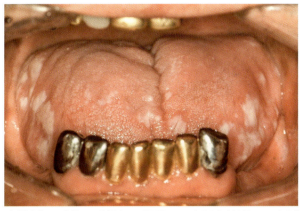

症例28　舌背，舌縁部に肥厚し，表面を擦過しても剝離しない白斑を多数認めた

紅斑性カンジダ症

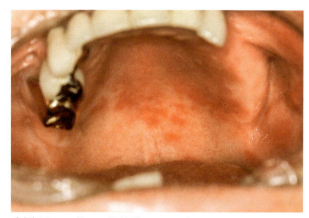

症例29　口蓋から頰粘膜にかけて紅斑を認めた

義歯性口内炎

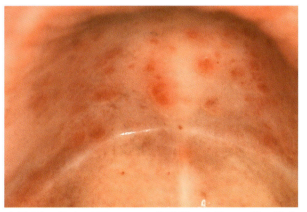

症例30　義歯に覆われる口蓋粘膜に多数の斑状の発赤を認めた

正中菱形舌炎

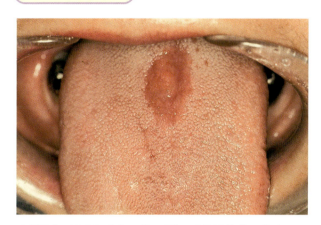

症例31　舌背正中部に楕円形の舌乳頭萎縮，発赤を認めた

肉芽腫性病変

肉芽腫性口唇炎

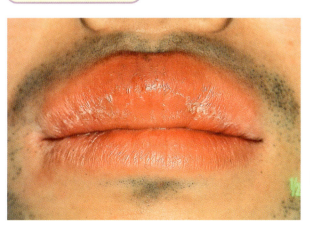

症例32　上唇の無痛性腫張を認めた．触診でやや硬く，発赤を帯びていた

性感染症

梅毒

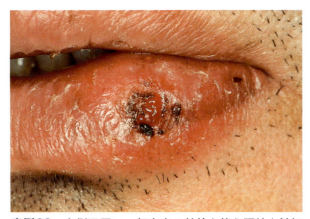

症例33　左側下唇に一部痂疲の付着を伴う硬結を触知した（第1期梅毒，初期硬結）

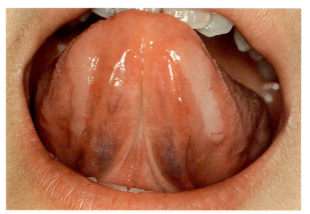

症例34　両側舌下面に乳白斑を認めた（第2期梅毒）

後天性免疫不全症候群 AIDS（HIV感染症）

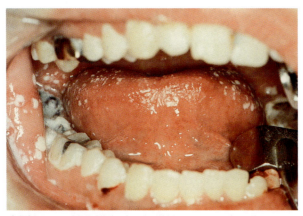

症例35　口腔粘膜全域に偽膜性カンジダ症を認めた

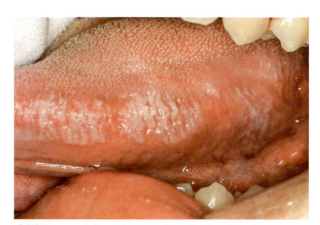

症例36　舌縁部に特徴的な白斑（毛状白板症）を認めた

カポジ肉腫

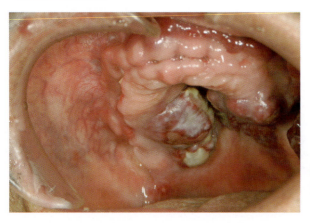

症例37　口蓋に暗紫色で表面が一部潰瘍に覆われた腫瘤状の病変を認めた．HIV陽性患者

水疱症

● 先天性表皮水疱症

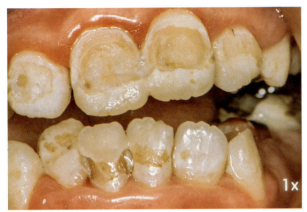

症例38a 先天性表皮水疱症栄養障害型：エナメル質の形成不全

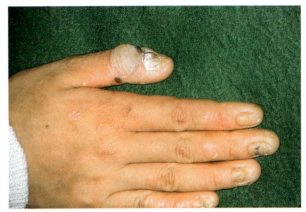

症例38b 先天性表皮水疱症栄養障害型：爪の変形，指に生じた水疱ならびに瘢痕形成

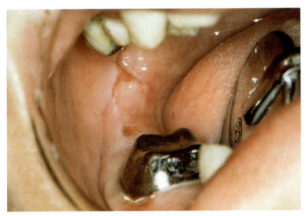

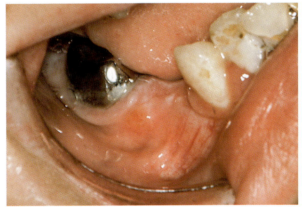

症例38c，d 先天性表皮水疱症栄養障害型：歯肉に生じた水疱および頬粘膜の潰瘍

● 自己免疫性水疱症

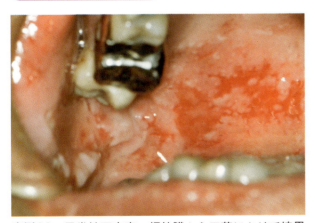

症例39 尋常性天疱瘡：頬粘膜から口蓋にかけて境界が不明瞭なびらんを認め，周囲の上皮が擦過によって容易に剥離した

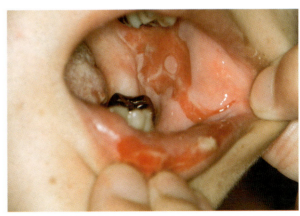

症例40 尋常性天疱瘡：下唇から頬粘膜に大きなびらんを認めた．周囲粘膜の上皮は容易に剥離した

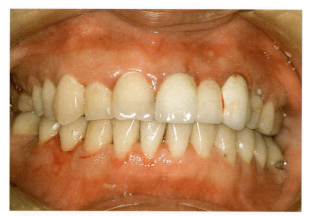

症例41 尋常性天疱瘡：上顎左側，下顎右側歯肉が歯頸部に沿って剝離し，易出血性であった

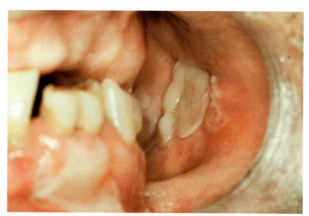

症例42 水疱性類天疱瘡：皮膚には緊満性の水疱形成を認め，左側頰粘膜に境界の明瞭な偽膜を伴った潰瘍を認めた

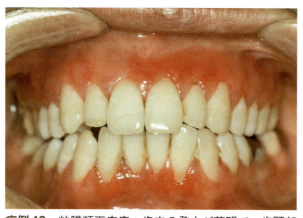

症例43 粘膜類天疱瘡：歯肉の発赤が著明で，歯頸部に小さなびらんを多数認めた

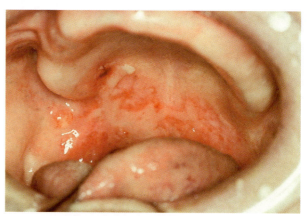

症例44 粘膜類天疱瘡：軟口蓋にびまん性の発赤，びらん，小さな水疱の形成を認めた

● 腫瘍随伴性天疱瘡

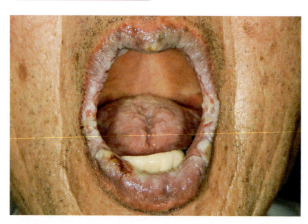

症例45 口唇全体に特徴的なびらんと舌，頰粘膜にも広範囲にびらんを認めた．胸腺腫瘍に合併した

角化性疾患

白板症

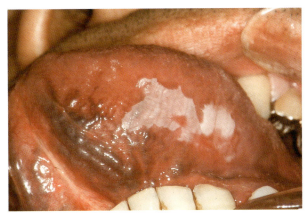

症例46 左側舌下面に生じた白板症：境界明瞭，表面平坦な白斑を認めた（均一型，平坦型）

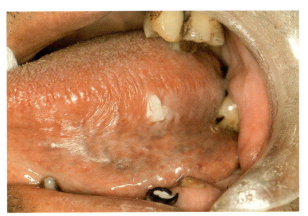

症例47 左側舌縁部に生じた白板症：前方にやや隆起した白斑，その後方に薄い平坦な白斑を認めた（非均一型，結節型）

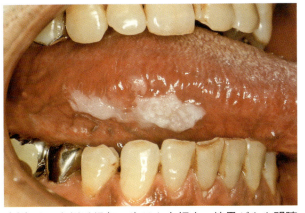

症例48 右側舌縁部に生じた白板症：境界がやや明瞭で前方は疣贅状，後方は平坦な白斑を認めた（非均一型，疣贅型）

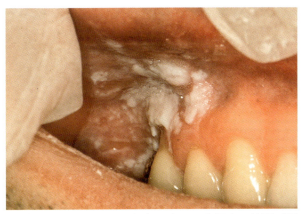

症例49 右側歯肉頬移行部に生じた白板症：境界が不明瞭，表面波状の白斑を認め，後方では表面は平坦な白斑であった（非均一型，波状＋平坦型）

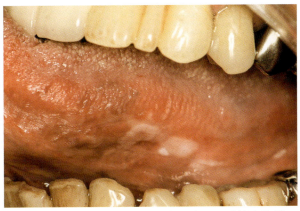

症例50 左側舌下面に生じた白板症：不連続な複数の斑状白斑を認めた（非均一型，斑状型）

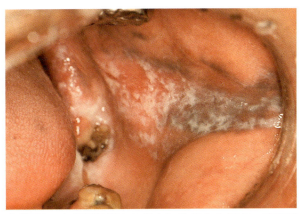

症例51 左側頬粘膜から歯肉に生じた白板症：境界不明瞭で不均一な白斑と紅斑の混在を認める（非均一型，紅板白板症型）

●口腔扁平苔癬

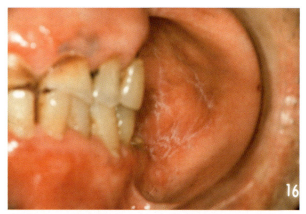

症例52 両側頬粘膜にレース状（網状）白斑を認めた．白斑の周囲には軽度の発赤を伴っていた

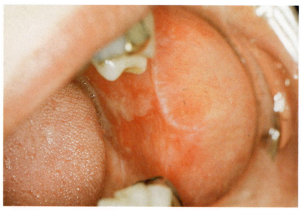

症例53 両側頬粘膜にびらん性病変を認め，周囲に発赤とレース状白斑を伴い，接触痛を訴えた

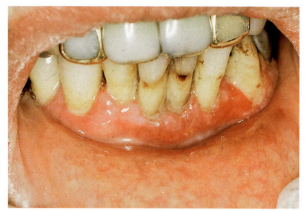

症例54 下顎前歯部歯肉に限局した紅斑性病変を認め，一部ではびらんを伴っていた

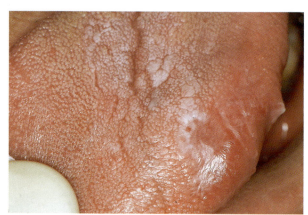

症例55 舌背に斑状の白斑を認め舌縁部付近では紅斑と混在していた

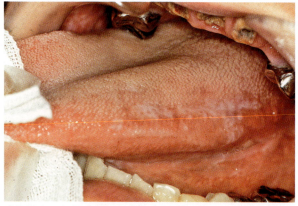

症例56 左側舌縁部に斑状，板状の白色病変を認め，周囲に軽度の発赤を伴っていた

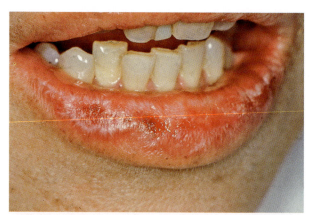

症例57 下唇に一部痂皮の付着を認め，下唇全体にレース状白斑が広がっていた

角化性疾患，色素沈着

● ニコチン性角化症

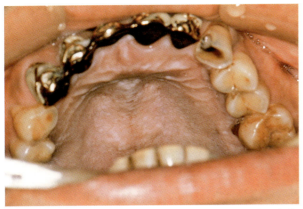

症例58 ヘビースモーカーにみられた口蓋全域の白色病変．軟口蓋では小唾液腺の開口部に一致した発赤を認めた

● 白色海綿状母斑

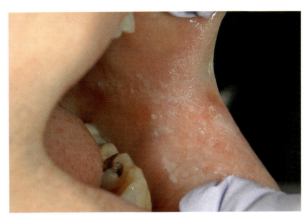

症例59 両側頬粘膜から下唇にかけて表面が粗造でスポンジ状の白色病変を認めた

色素沈着

● 生理的メラニン色素沈着症

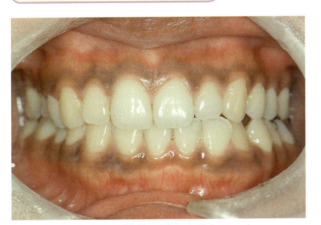

症例60 辺縁歯肉が帯状に褐色を呈していた

● 多発性メラニン色素斑

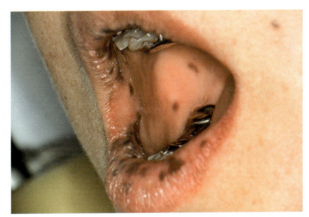

症例61 上下口唇，頬粘膜に多数の褐色〜黒色の色素斑を認めた

● 口腔扁平苔癬に伴う色素沈着

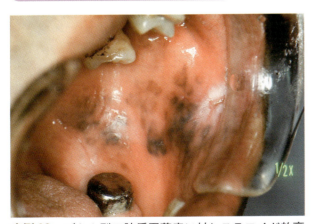

症例62 びらん型口腔扁平苔癬に対しステロイド軟膏を使用し，びらん，発赤は改善したが著明な色素沈着を生じた

● アジソン病

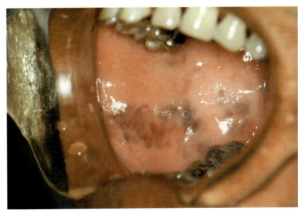

症例63 頬粘膜に多発性に褐色斑を認めた

● クッシング症候群

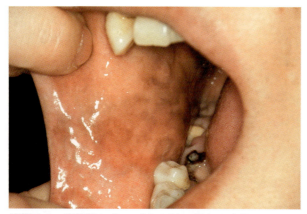

症例64　頬粘膜に薄いびまん性の褐色斑を認めた

● ポイツ・ジェガーズ症候群

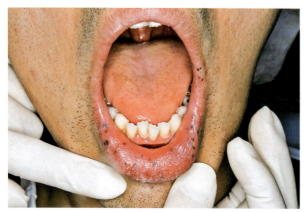
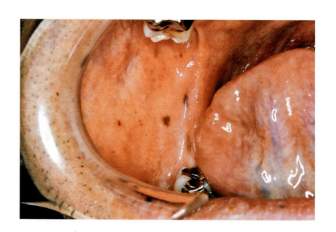

症例65　下唇および頬粘膜に多数の色素斑を認めた

● 金属による色素沈着

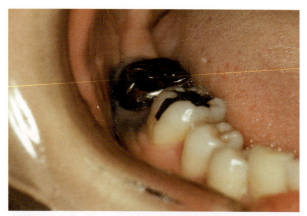

症例66　クラウンが装着された7｜周囲歯肉が黒褐色に変化していた

● 色素性母斑

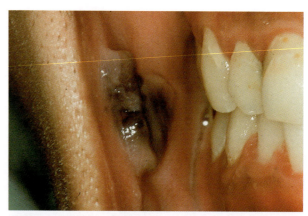

症例67　頬粘膜に軽度隆起し，軟らかい黒褐色斑を認めた

舌の病変

● 平滑舌

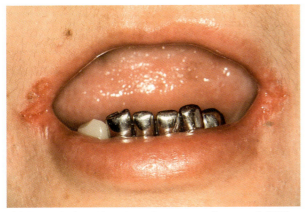

症例68　鉄欠乏性貧血，プランマービンソン症候群：舌の糸状乳頭は萎縮し舌背は平坦になり，両側の口角亀裂を認めた

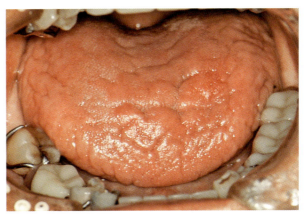

症例69　巨赤芽球性貧血（悪性貧血），ハンター舌炎：舌乳頭は萎縮し，全体的に発赤を帯びていた．舌のひりひり感を訴えた．胃の全摘後

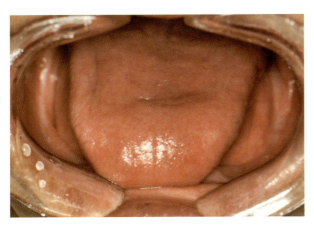

症例70　口腔乾燥症：著明な口腔乾燥に伴い，舌乳頭は萎縮し舌背は平滑を呈した

● 地図状舌

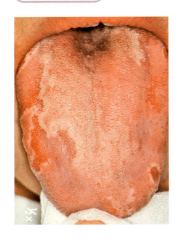

症例71　糸状乳頭が部分的に消失し舌背がまだらにみえる．乳頭が消失した部位は発赤を帯びており，その周囲は糸状乳頭がやや伸長し，白い帯状のふちどりを伴っていた

● 溝状舌

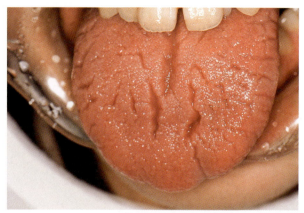

症例72 舌背および舌縁部に多数の溝を認め糸状乳頭の萎縮を伴い，舌全体が発赤を帯びていた

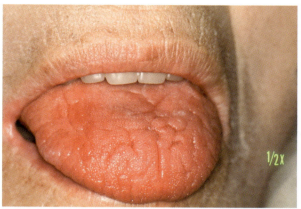

症例73 口腔乾燥に伴い，糸状乳頭の萎縮と浅い多数の溝状構造を認めた

● 毛舌

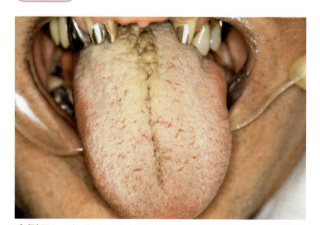

症例74 白毛舌：糸状乳頭が伸長し毛状となり，舌背全体が白色を呈していた

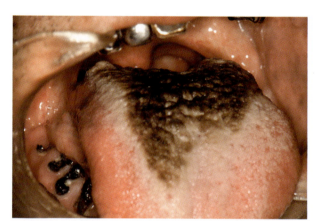

症例75 黒毛舌：伸長した糸状乳頭に色素沈着を認め，黒褐色を呈していた

● 正中菱形舌炎

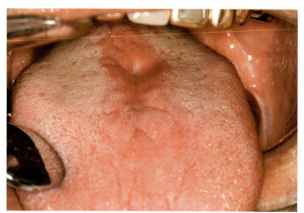

症例76 舌背中央部の糸状乳頭が消失し，菱型の紅斑性の変化を認めた

● 苺舌（溶連菌感染症）

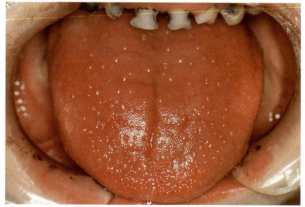

症例77 舌全体が赤く腫脹し，茸状乳頭が肥大していた

● 舌乳頭肥大

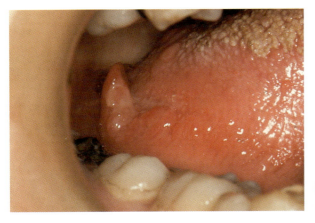

症例78 葉状乳頭は一部ポリープ状に肥大していた

アレルギー性疾患

● 金属アレルギー

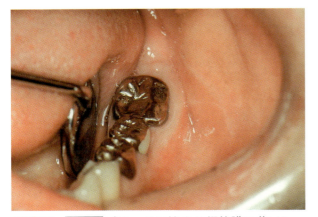

症例79 ⑤⑥⑦ブリッジに接する頬粘膜に薄いレース状の白斑を認めた

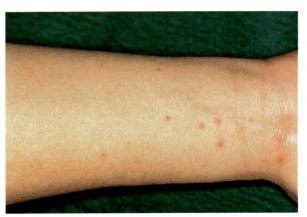

症例80 歯科金属のパッチテスト48時間後に前腕部，頸部等の皮膚に多数の紅斑が出現した

● 掌蹠膿疱症

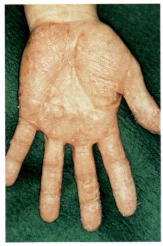
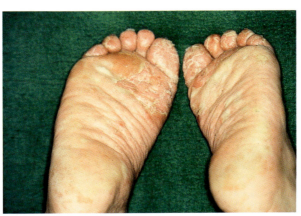

症例81 手掌，足底部に膿疱形成を認め，パッチテストでニッケルに陽性，口腔内の金属除去により症状は改善した

クインケ浮腫

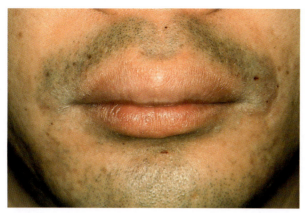

症例82 上唇がびまん性に浮腫性に腫脹．比較的軟らかく，圧痛や自発痛等の痛みはなかった．また，歯の疾患との関連はなかった

アレルギー性口唇炎

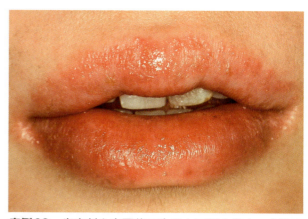

症例83 歯磨剤を変更後に生じた口唇の発赤，多数の微小水疱形成を認めた

III章

炎症性疾患

　口腔領域の炎症のほとんどは歯性炎症で，辺縁性歯周炎や根尖性歯周炎からの波及である．顎骨内部で炎症が広がると骨髄炎になり，組織間隙を通じて眼窩周囲，側頭部，口底部などにも波及することがある．また，咀嚼筋や咽頭周囲に波及すると開口障害，嚥下障害，さらに気道の狭窄や壊死性筋膜炎を生じることもあり，早期の診断と適切な治療が必要である．重篤な炎症を生じた場合，糖尿病など何らかの基礎疾患を有していることがあるため，既往歴・内服薬・全身状態への配慮も必要である．一方，全身の感染症に関連して頸部リンパ節の腫脹なども生じることがある．また，ビスフォスフォネート製剤や骨代謝に影響する薬物による顎骨壊死が報告されている．

歯性炎症／骨髄炎／顎骨周囲の炎症／顎骨壊死／全身感染症に伴う頸部リンパ節炎

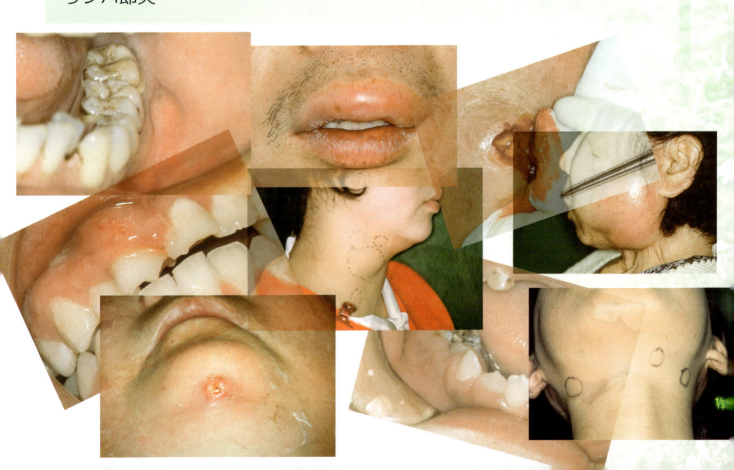

歯性炎症

●歯肉膿瘍

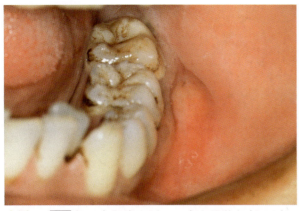

症例1 ⌊67部の自発痛を訴え，歯肉頰移行部に腫脹を認めた．周囲の粘膜は発赤，腫脹部はやや黄色を呈し，触診で波動を触知した

●口蓋膿瘍

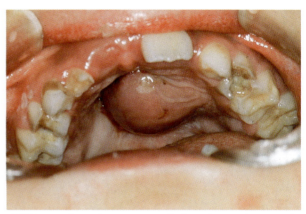

症例2 口蓋に腫脹を認め，疼痛が強く，波動を触知した

●歯槽骨炎

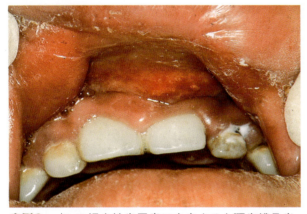

症例3a ⌊2の根尖性歯周炎に由来する上顎歯槽骨炎．上顎の痛みを伴う上顎前歯部歯槽部の腫脹，発赤，圧痛を認めた

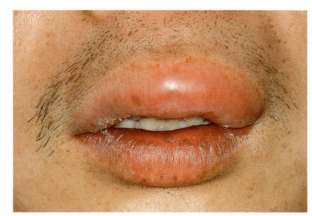

症例3b 左側上唇のびまん性腫脹を認めた

骨髄炎

● 急性下顎骨骨髄炎

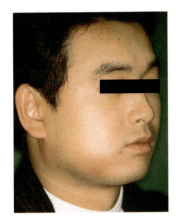
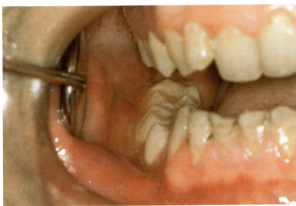

症例4a 拍動性の疼痛を伴い，右側頬部の腫脹を認めた．皮膚は発赤し熱感があり，圧痛も著明であった

症例4b 7⌋歯肉から頬粘膜にかけて，発赤と腫脹を認めた

● 慢性硬化性下顎骨骨髄炎

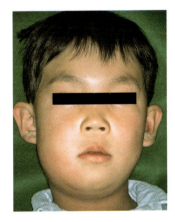
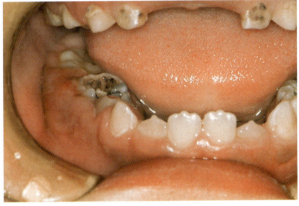

症例5a 再発をくり返し，下顎右側はびまん性に腫脹し，顔貌は左右非対称であった

症例5b E⌋は残根状態で，歯肉〜歯槽部はびまん性に腫脹し，下顎骨の膨隆を認めた

● 上顎骨炎

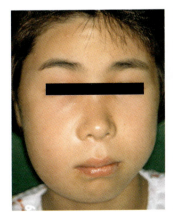
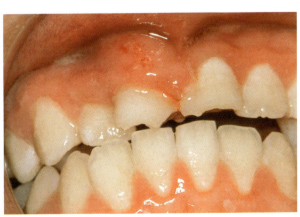

症例6a 右側頬部の疼痛とびまん性腫脹を認め，顔貌の左右非対称を示した

症例6b ⌊1 周囲歯肉から歯槽粘膜は腫脹し発赤を伴い，微小膿瘍を形成していた

顎骨周囲の炎症

● 頬部膿瘍

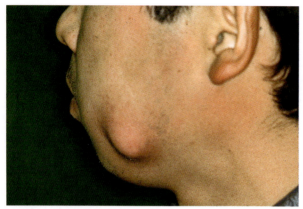

症例7 左側頬部に疼痛と皮膚の発赤を伴う腫脹を認めた．触診で波動を触知した

● 口底蜂窩織炎

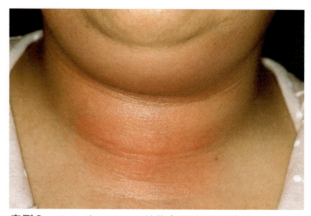

症例8 オトガイ下から前胸部にかけて皮膚の発赤を伴うびまん性の腫脹を認めた

● 頬部蜂窩織炎

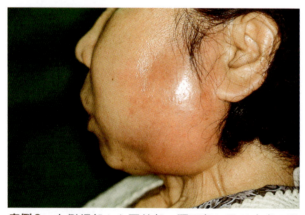

症例9 左側頬部から耳前部，顎下部に及ぶ皮膚の発赤，熱感と著しい顔面の腫脹を認めた

● 眼窩蜂窩織炎

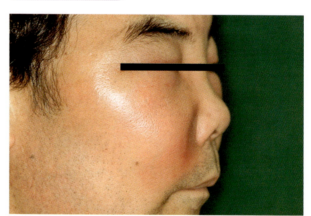

症例10 右側上下眼瞼は浮腫性に腫脹し開眼は困難であった

● 歯性上顎洞炎

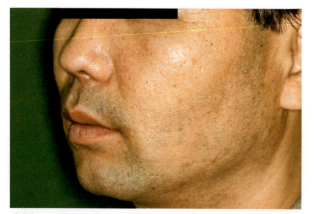

症例11 左側頬部に拍動性の激痛を訴えた．顔面皮膚の発赤や腫脹はみられなかった

● 丹毒

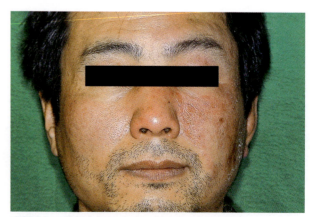

症例12 左側中顔面皮膚の著明な発赤を認めた

●顎放線菌症

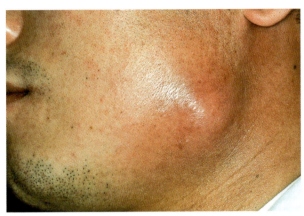
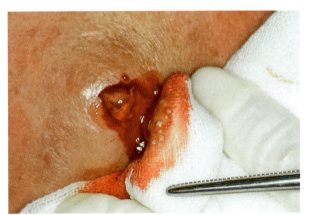

症例13 左側顎下部に周囲に硬結を伴う膿瘍の形成を認めた．切開時に黄色顆粒状の菌塊を多数認めた

●頸部リンパ節炎

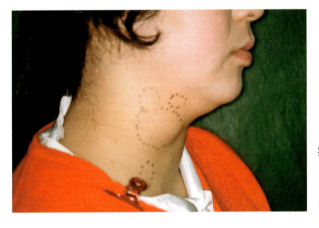

症例14 $\overline{8|}$ 周囲炎に伴い顎下部から頸部にかけ腫脹．触診で腫大したリンパ節を触知し，圧痛が著しいものの可動性であった

●外歯瘻

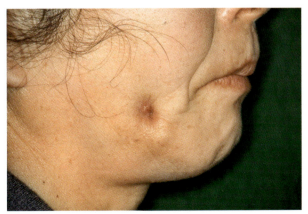
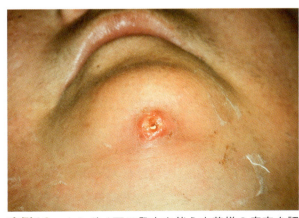

症例15 右側頬部に皮膚の陥没があり，軽度の発赤と痂皮の付着があり，触診で硬結は触れなかった

症例16 オトガイ下に発赤を伴う肉芽様の病変を認め，中央部から滲出液の排出を認めた

● 上顎洞口腔瘻

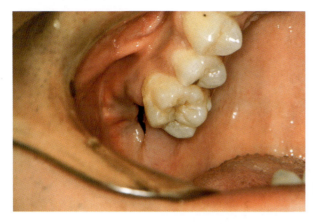

症例17 ⁷|の抜歯窩からゾンデを挿入すると上顎洞に交通していた

顎骨壊死

● 薬剤関連顎骨壊死

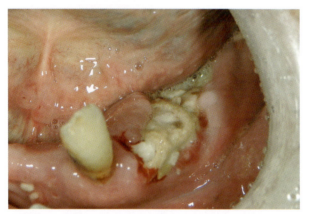

症例18 下顎左側に腐骨が露出し周囲から排膿を認めた．長年にわたりビスフォスフォネート製剤を服用していた

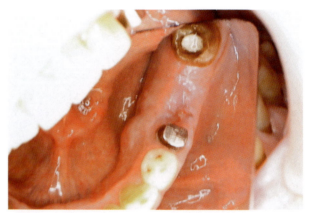

症例19 |6相当部の歯肉に一部骨の露出を認めた．ビスフォスフォネート製剤を長期間服用していた

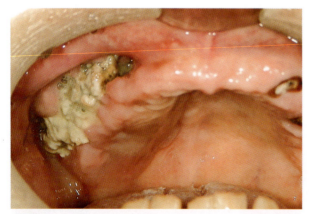

症例20 上顎右側に広範囲に及ぶ腐骨と，周囲歯肉から排膿を認めた．ビスフォスフォネート製剤を長期間服用していた

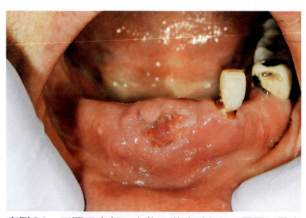

症例21 下顎正中部に肉芽の増殖があり，周囲に露出した骨を触知した．ビスフォスフォネート製剤を長期間服用していた

全身感染症に伴う頸部リンパ節炎

結核性リンパ節炎

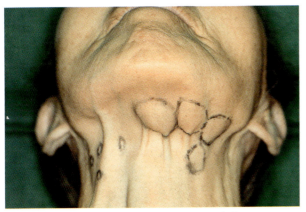

症例22 両側顎下部に様々な大きさで多数の硬いリンパ節の腫大を認めた．摘出したリンパ節は内部に石灰化を認めた

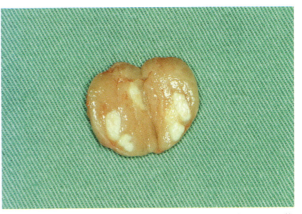

トキソプラズマ症

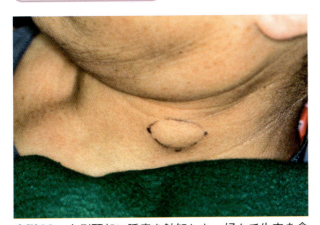

症例23 左側頸部に腫瘤を触知した．好んで生肉を食べていた

猫ひっかき病

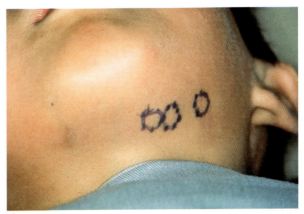

症例24 左側顎下にやや腫大したリンパ節を3個触知した．手には飼猫によるひっかき傷を認めた

梅毒性リンパ節炎

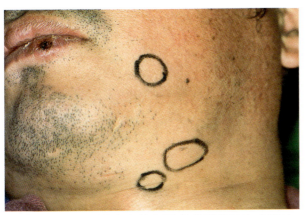

症例25 口唇に潰瘍を伴う腫瘤（初期硬結）を認め，左側頰部，顎下部に腫大した無痛性のリンパ節を複数触知した

伝染性単核球症（EBウイルス感染症）

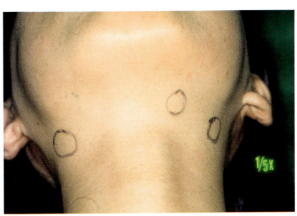

症例26 軟口蓋に多発性のアフタを認め，両側顎下リンパ節の腫脹を生じた

IV章

先天異常・発育異常

　発生段階から機能や形態に異常を生じたものが先天異常で，特に形態的な異常は奇形といわれる．口腔，顔面の発生は胎生3週にはじまり，第一鰓弓に由来するさまざまな突起が癒合することで口腔顎顔面が形成される．この際，各突起の癒合不全によって生じるのが裂奇形で口唇裂，口蓋裂が代表的疾患である．これらの疾患は以前であれば出生時に診断されたが，近年ではエコー検査などの進歩によって出生前に診断されるようになった．発育異常は成長の過程で生じ，舌小帯の異常や咬合の異常がある．その他，血管や皮脂腺の異常が口腔粘膜に発生する．

裂奇形／口唇の先天異常／舌の先天異常／その他の先天異常／顎変形症

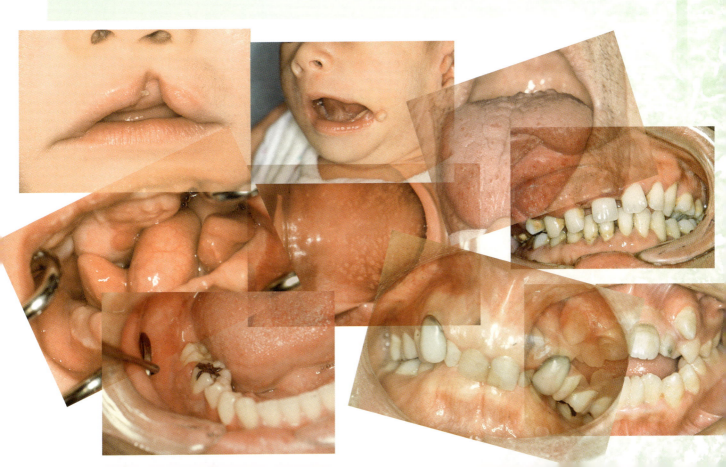

裂奇形

● 口唇裂

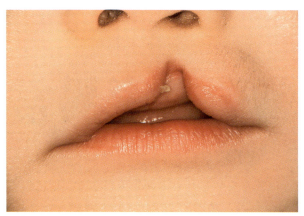

症例1 片側性不完全口唇裂：左側上唇の裂とわずかに外鼻孔の変形を認めた

● 口蓋垂裂

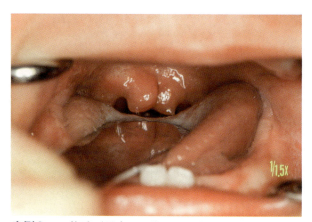

症例2 口蓋垂が正中で2分していた

● 軟口蓋裂

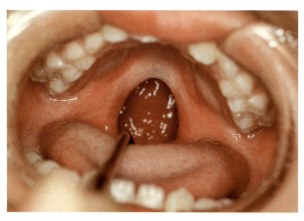

症例3 軟口蓋に限局した裂を認めた

● 唇顎口蓋裂

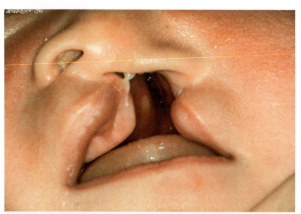

症例4 片側性完全唇顎口蓋裂：左側上唇，顎堤，口蓋に及ぶ裂があり，外鼻孔と連続し，外鼻孔，鼻翼の変形も顕著であった

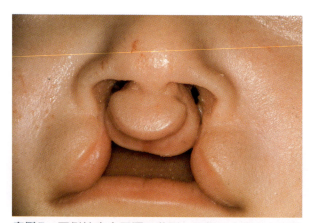

症例5 両側性完全唇顎口蓋裂：両側の上唇から口蓋に裂を認め，両側とも外鼻孔に連続し，一次口蓋が球状を呈していた

● 横顔裂

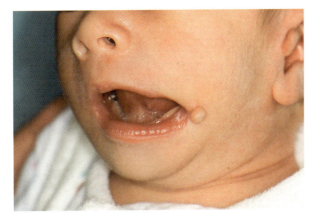

症例6 左側口角の幅広い裂と小腫瘤の形成，さらに耳珠の変形を認めた

口唇の先天異常

● 下唇瘻

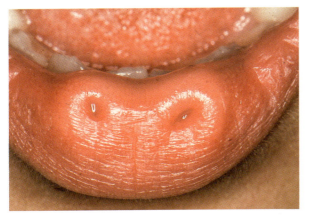

症例7 口唇裂に合併し，下唇に左右対称に浅い小さな瘻孔を2個認めた

● 口角瘻

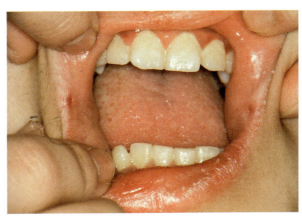

症例8 両側の口角に深さ1〜2mmの小さな瘻孔を認めた

舌の先天異常

●舌裂

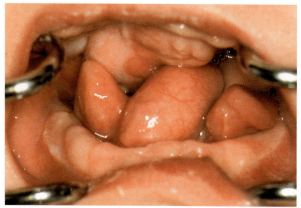

症例9 舌が正中で左右に割れ，口底粘膜が隆起していた

●舌の奇形

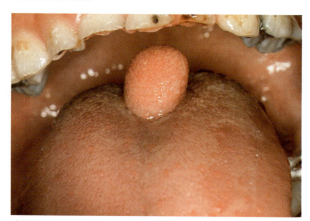

症例10 生下時から舌背中央部に有茎性の腫瘤を認めた

●舌小帯強直症

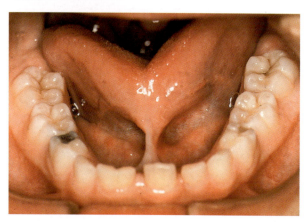

症例11 舌小帯が舌尖付近に付着し，舌の運動障害と発語障害を認めた

その他の先天異常

●上唇小帯の異常

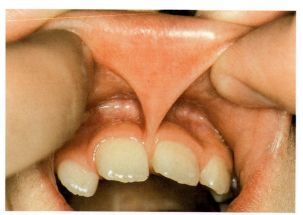

症例12 上唇小帯が 1|1 の歯間乳頭部に付着していた

●頰小帯の異常

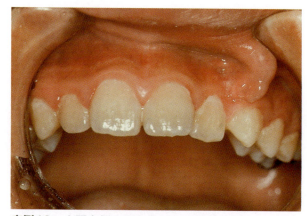

症例13 上顎左側の頰小帯が太く索状に発達していた

● 動静脈奇形

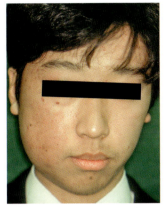

症例14a 右側頬部がびまん性に腫脹し，皮膚には血管拡張による紅斑を認め，また，圧迫により拍動を触知した

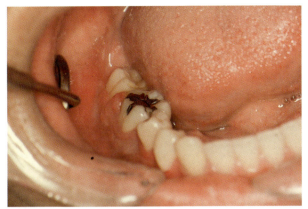

症例14b 下顎右側歯肉は発赤が強く，一部腫脹し，歯肉頬移行部で拍動を触知した

● オスラー病

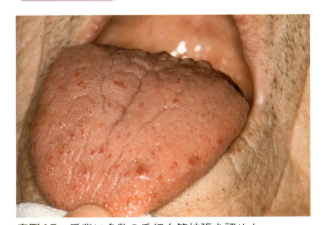

症例15 舌背に多数の毛細血管拡張を認めた

● フォアダイス状態

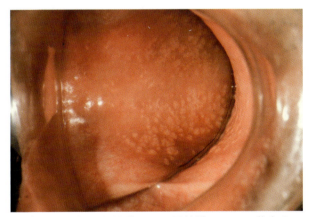

症例16 両側の頬粘膜から下唇粘膜にかけて黄白斑の集蔟を認めた

● スタージウエバー症候群

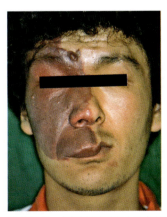
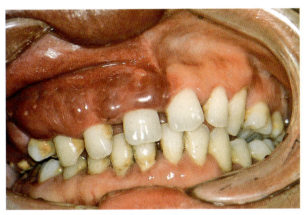

症例17 三叉神経領域の顔面皮膚，上顎歯肉に血管腫を認めた

Ⅳ．先天異常・発育異常

顎変形症

● 下顎前突

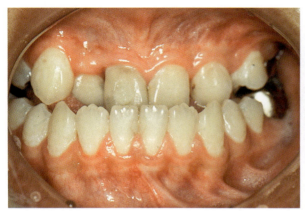
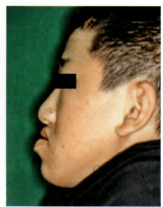

症例18　反対咬合で，側貌は下顎が突出していた

● 上顎前突

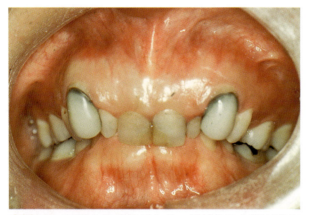

症例19　下顎の劣成長があり，相対的に上顎が突出し，前歯は口蓋側に傾斜していた

● 開咬

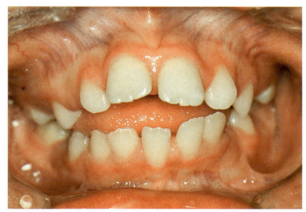

症例20　両側臼歯部は咬合し，前歯部の開咬を認めた

● 交叉咬合

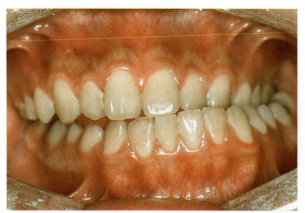

症例21　左側臼歯部で交叉咬合を認め，顔貌は下顎が左側に偏位していた

● 歯列，咬合異常

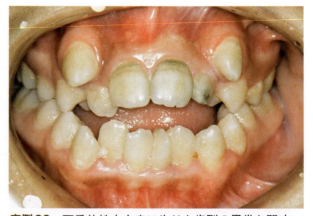

症例22　下垂体性小人症に生じた歯列の異常と開咬

V章

外傷

　口腔や顔面は比較的外傷を受けやすい部位である．スポーツ事故，あるいはけんかなどでは顔面がターゲットになりやすく，また，子どもではさまざまなものを口に入れたまま転倒したり，物への衝突などで外傷が生じる．軽微な軟組織の損傷，歯の破折から顎骨骨折や広範囲に及ぶ裂創まで，加わった外力の大きさ・種類によって損傷の程度はさまざまである．対応にあたっては適切な外科的処置と感染予防が必要になる．まれに歯の治療時の偶発症として気腫や軟組織の損傷，器具や歯の迷入等もあり，注意を要する．

裂傷／顎骨の外傷／異物の迷入

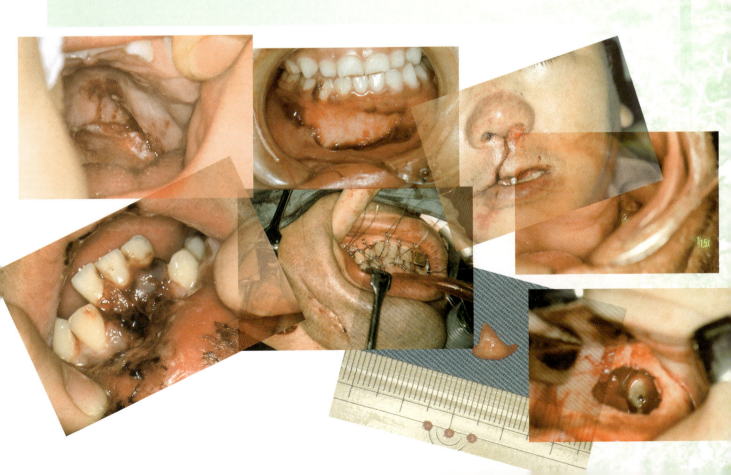

裂傷

●プラスチック棒による口蓋部裂傷

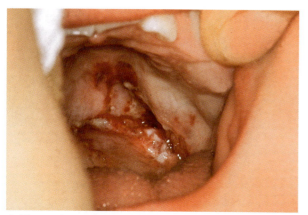

症例1 プラスチックの棒をくわえたまま転倒，軟口蓋に深い裂傷を認めた

●歯ブラシによる刺創

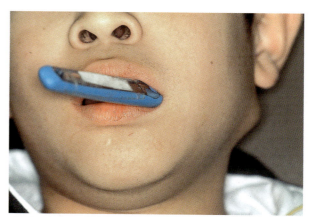

症例2 歯ブラシ中に転倒，歯ブラシが左側頬粘膜から耳介下部まで突き抜けた

●上唇小帯裂傷

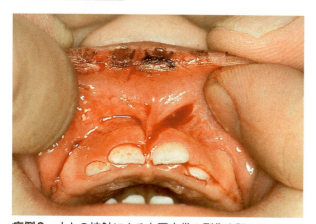

症例3 人との接触による上唇小帯の裂傷を認めた

●歯肉裂傷

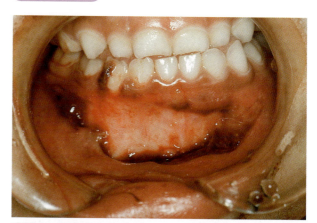

症例4 障害物との接触による下顎歯肉の裂傷，歯肉は剥離し下顎骨が露出していた

●歯槽粘膜，顔面皮膚の裂傷

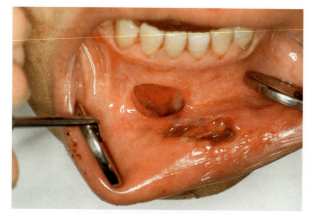

症例5a 交通外傷により下顎歯槽粘膜，下唇粘膜に深い裂傷を認めた

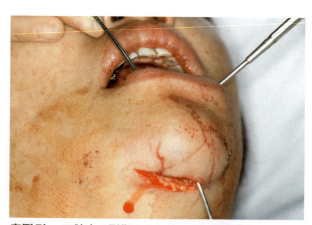

症例5b 口腔内の裂傷はオトガイ下と交通していた

● 顔面皮膚の裂傷

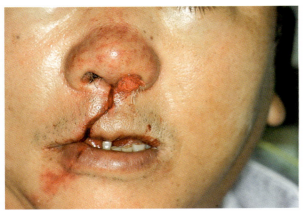

症例6 自転車事故による上唇の裂傷．上唇は深く切れ粘膜面まで交通し，下唇にも浅い創を認めた

● 舌の裂傷

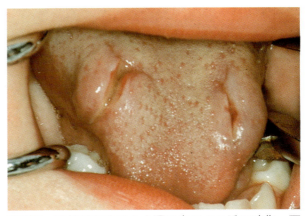

症例7 転倒時に生じた上顎の歯による舌の咬傷．両側舌背に生じた比較的浅い潰瘍

● 粘膜血腫

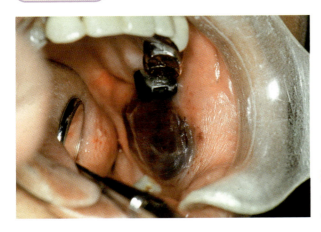

症例8 頰粘膜の誤咬により生じた血腫．上皮が一部剝離し，わずかに腫脹しており圧迫しても退色しない

V. 外傷

顎骨の外傷

●歯槽骨骨折

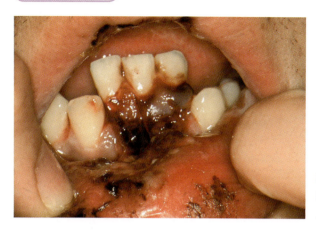

症例9　1̄+2̄ 歯肉の裂傷を伴い、同部の歯槽骨がブロックで骨折していた

●下顎骨骨折

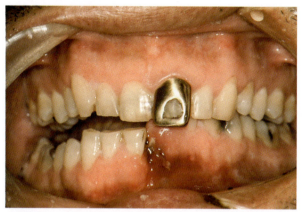

症例10a　X線画像で下顎正中部、右側下顎角部に骨折線を認め、下顎右側は下内方に偏位し、開咬状態であった

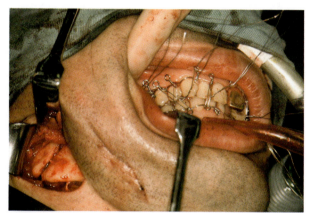

症例10b　ワイヤーによる顎間固定、骨片の整復後、プレートで骨折部を固定した

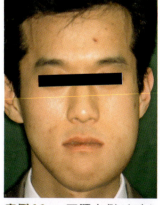

症例11a　下顎左側がびまん性に腫脹し、顔貌は左右非対称であった

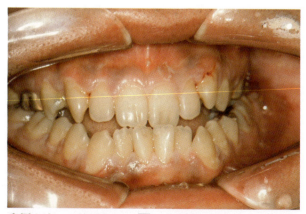

症例11b　X線画像では7̄に骨折線を認め、咬合不全を生じた

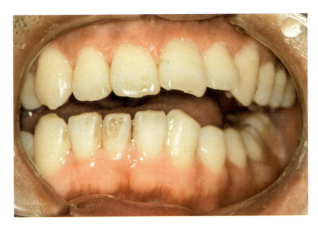

症例12 左側関節突起の頸部で骨折，下顎頭は内方に偏位し，咬合不全を認めた

●気腫

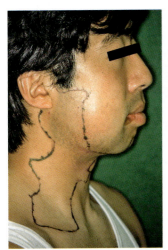
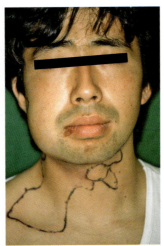

症例13 下顎右側水平智歯の抜歯に際し，エアータービンを用いて歯冠分割時に耳介前方から前頸部まで疼痛を伴う腫脹を生じた

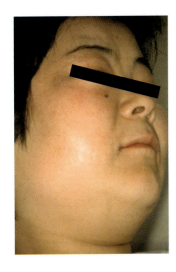

症例14 3|の根管治療に際し，根管内にエアーを照射後，右側顔面の腫脹を生じた

異物の迷入

●異物の迷入

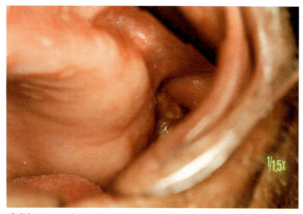

症例15a　食事時に梅干しの種が上顎歯肉頬移行部に迷入した

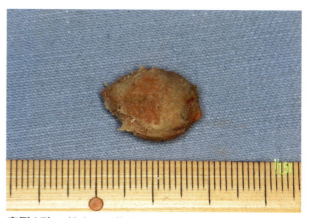

症例15b　摘出した梅干しの種

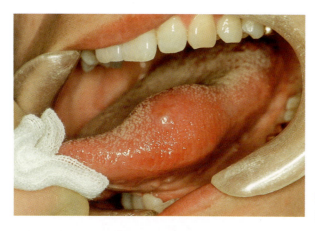

症例16a　支台歯形成時にバーが破折し，舌に迷入した

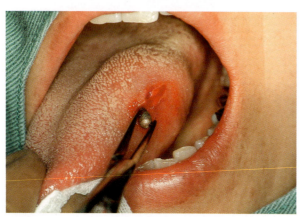

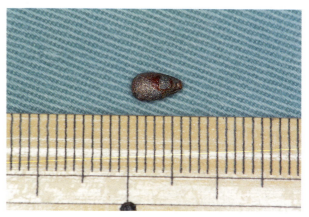

症例16b，c　バーの摘出と摘出したバー

● 異物性肉芽腫

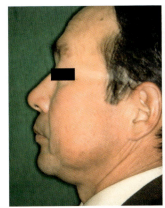

症例17a 4カ月前，建築現場での事故による顔面外傷の既往があった．左側頰部に硬い腫瘤を触知した

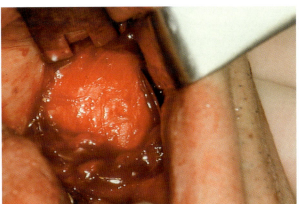

症例17b 口腔内から切開し，腫瘤を摘出した

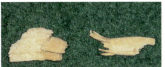

症例17c 摘出した腫瘤の内部に木片が含まれていた

● 歯の迷入

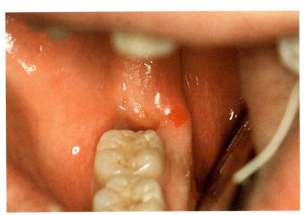

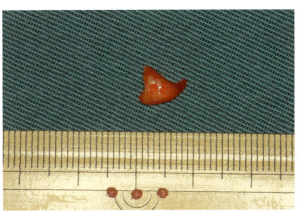

症例18 の抜歯時に歯根の一部が下顎骨舌側に迷入，摘出した歯根

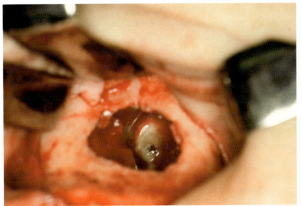

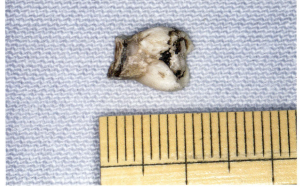

症例19 ⌊6 の抜歯時に上顎洞内に迷入，犬歯窩を開けて歯を摘出した

VI章

囊胞

　口腔領域は囊胞の発生が多い部位である．特に顎骨に生じる囊胞は歯原性囊胞が大部分を占める．これは歯の発生に上皮組織が関与することと，その残遺が顎骨中に残ることが大きな要因である．囊胞は上皮層によって裏打ちされた囊胞腔を形成するのが特徴であるが，歯原性上皮の他に顔面の形成にかかわる上皮やその残遺に由来するもの，上皮組織の迷入などが囊胞発生の原因と考えられている．境界が明瞭な腫瘤状の発育を示し，顎骨内に生じた場合は円形あるいは類円形の骨の吸収像を示す．いずれも外科的処置を必要とする．

顎骨内囊胞／軟組織内囊胞

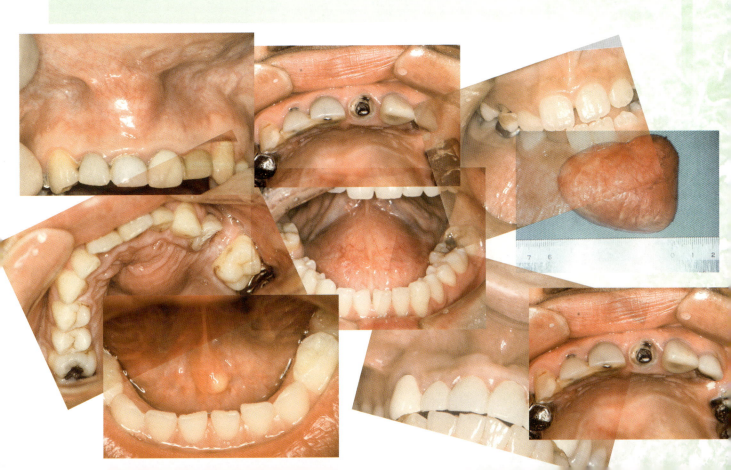

顎骨内嚢胞

● 歯根嚢胞

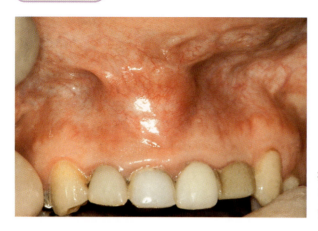

症例1 1̲ の根尖相当部に骨の膨隆を認め，粘膜は正常色で，触診では骨の菲薄化，羊皮紙感を触知した

● ゲルベル隆起

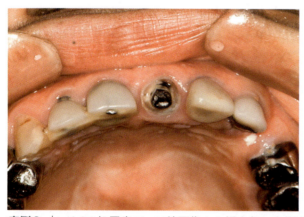
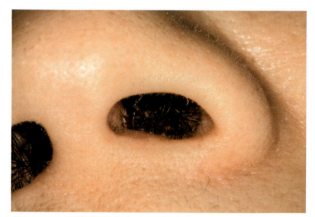

症例2 1̲ はC3処置歯で，X線画像から根尖部に歯根嚢胞を認め，この嚢胞に由来する鼻腔底の隆起を認めた

● 残留嚢胞

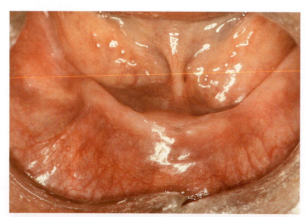
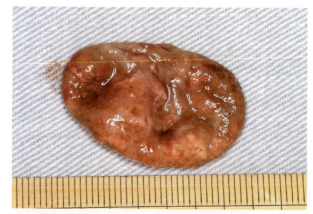

症例3a 下顎は無歯顎であり，前歯部の顎骨が唇側に膨隆していた．骨様硬でX線画像では単胞性の透過像を認めた

症例3b 病理組織学的に炎症性の嚢胞であり，残留嚢胞と診断した

● 含歯性嚢胞

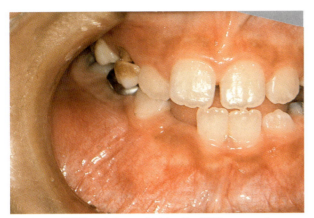

症例4a ⌞DE⌟が残存し，頬側に骨が膨隆していた

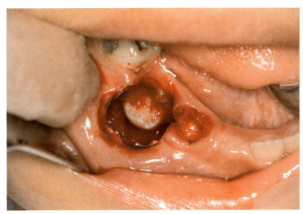

症例4b 歯肉を切開し，骨を一部削除．⌞5⌟を含む嚢胞状の病変を認めた

● 正中上顎嚢胞

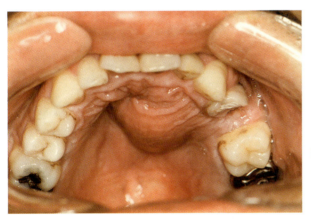

症例5 口蓋の正中部に周辺は骨様硬，膨隆部では弾性軟の腫瘤状病変を認めた．粘膜は正常色で圧痛等はなかった

● 基底細胞母斑症候群

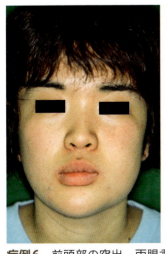
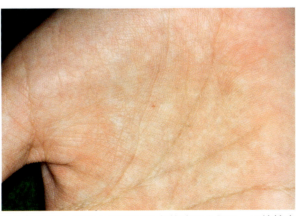

症例6 前頭部の突出，両眼乖離の特徴的な顔貌と手掌には点状陥凹を認め，X線検査では大脳鎌の石灰化像，顎骨には多発性に嚢胞様の透過像を認めた

Ⅵ．囊胞

● 術後性上顎囊胞

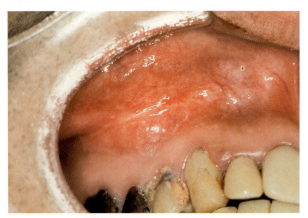

症例7a　上顎右側歯肉頬移行部が膨隆し，触診で顎骨が一部欠損し波動を触知した．蓄膿症の手術の既往があり，粘膜には術後の瘢痕を認めた

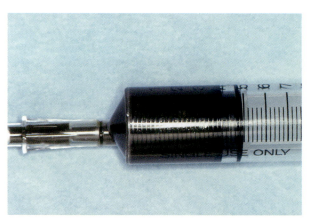

症例7b　穿刺吸引を行ったところ，チョコレート色の粘稠性の液体の貯留を認めた

軟組織内囊胞

● 鼻歯槽囊胞

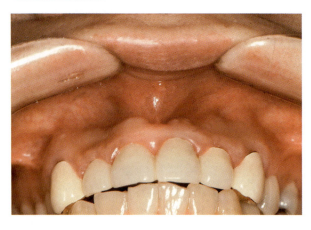

症例8　上顎正中部の口唇粘膜移行部に弾性軟，境界明瞭な腫瘤を触知した

● 類皮囊胞

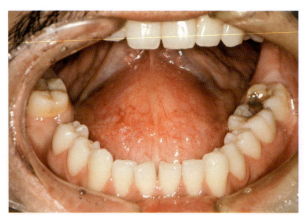

症例9a　舌下型：口底正中部が膨隆し，触診で特徴的な軟性粘土状の内容物を触知した

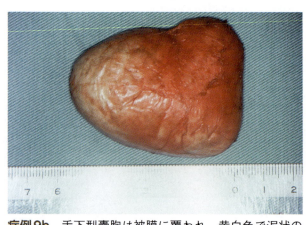

症例9b　舌下型囊胞は被膜に覆われ，黄白色で泥状の内容液を含んでいた

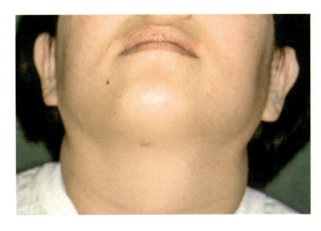

症例10 オトガイ下型：オトガイ下に軟性粘土状の腫瘤を触知した

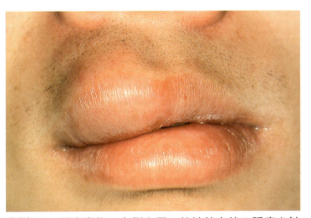

症例11 類皮囊胞：右側上唇に軟性粘土状の腫瘤を触知した

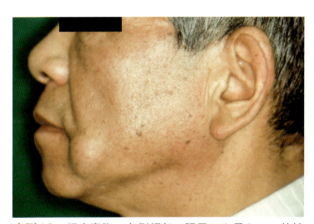

症例12 類皮囊胞：左側頬部に限局した柔らかい軟性粘土状の腫瘤を触知した

● 側頸囊胞（鰓囊胞）

● リンパ上皮性囊胞

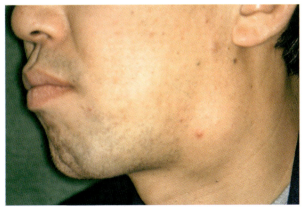

症例13 左側頸部に無痛性の膨隆を認め，波動を触知した

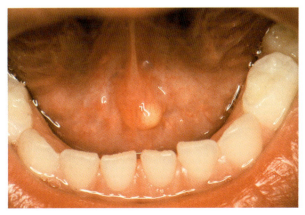

症例14 口底部に内部が黄白色を呈する小さな腫瘤を認めた

Ⅶ章

良性腫瘍

　良性腫瘍は口腔のあらゆる組織から発生する．歯原性腫瘍はほとんどが良性腫瘍である．顎骨内に発生し，境界明瞭な単房性あるいは多房性のX線透過像を示すが，上皮細胞の他に間葉系の細胞が関与すると内部にさまざまな形態の石灰化物を含む．上皮性良性腫瘍の乳頭腫の典型例では特徴的なカリフラワー状を呈する．非上皮性良性腫瘍の血管腫は暗紫色の軟らかい腫瘤が，リンパ管腫では多数の小さな水疱状および血疱状の構造が特徴的である．その他，結合組織，神経組織，筋組織などから生じた良性腫瘍は，境界が明瞭で球形の発育を示し，被膜に覆われている．周囲の組織との関係や大きさ，内部の性状の診断にはMRIが有効である．いずれにしても摘出物は病理組織学的に確認する．

歯原性腫瘍／非歯原性腫瘍／その他の腫瘍状病変

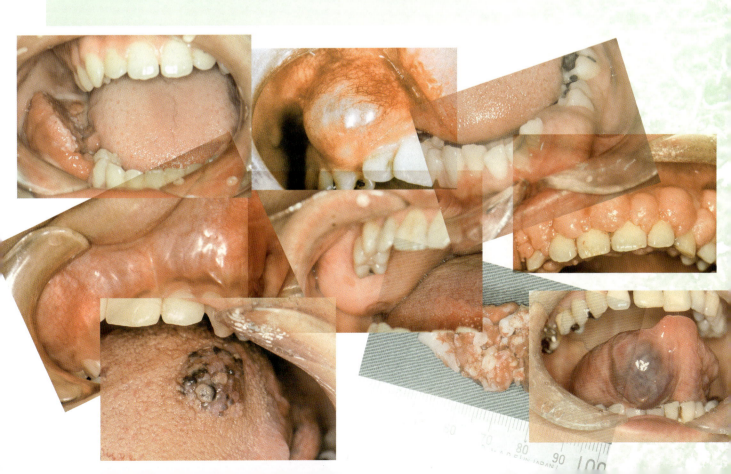

歯原性腫瘍

● エナメル上皮腫

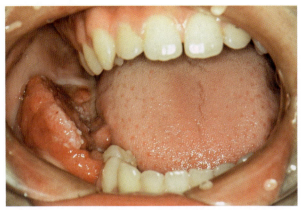

症例1a　下顎右側臼歯部が頬側に膨隆し，肉芽様の増殖を認めた．X線画像では多房性の透過像を認めた

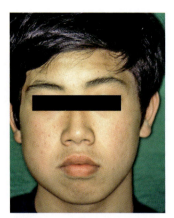

症例1b　下顎右側が隆起し顔貌は左右非対称であった

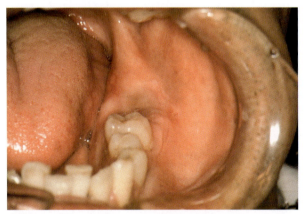

症例2a　7⏌は欠損し，その周囲の膨隆を認め，X線画像では7⏌を含む多房性の透過像を認めた

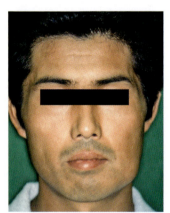

症例2b　左側下顎骨の膨隆を認めた

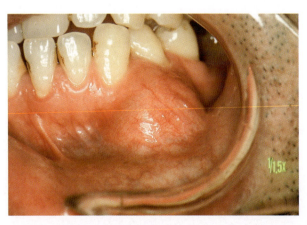

症例3　⏌3に骨様硬の膨隆を認め，X線画像で単房性の透過像を示した

● 腺様歯原性腫瘍

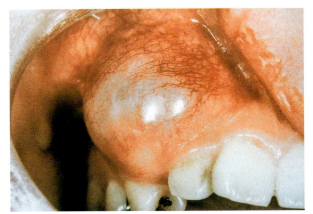

症例4a　3|が欠損，同部が歯槽粘膜にかけて膨隆し粘膜は正常で波動を触知した．X線画像で埋伏した3|の歯冠を含む単房性の透過像を認めた

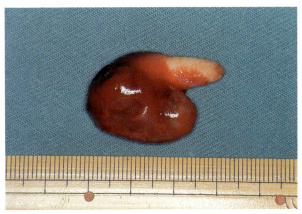

症例4b　嚢胞様の病変は容易に剝離，3|の歯冠を含んでいた

● 複雑性歯牙腫

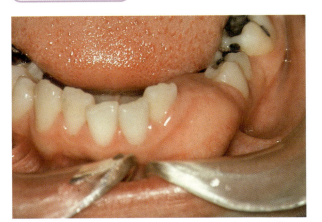

症例5a　下顎左側前歯部に膨隆を認め，触診で骨様硬，X線画像では一層の透過帯に囲まれた塊状の不透過像を示した

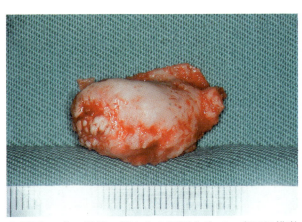

症例5b　薄い被膜に覆われた石灰化物で，病理組織学的にエナメル質，象牙質様の構造がみられた

● 集合性歯牙腫

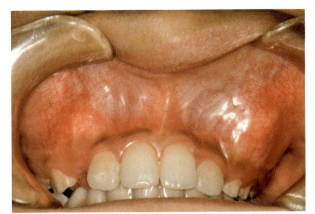

症例6a　上顎左側歯槽部に骨様の膨隆を触知した．X線画像では多数の歯牙様硬組織からなる不透過像を示した

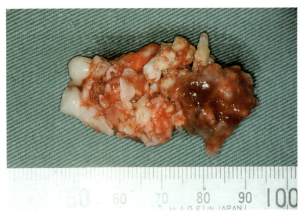

症例6b　薄い被膜に覆われた硬組織で，多数の歯牙様硬組織から構成されていた

Ⅶ. 良性腫瘍

● セメント質骨形成線維腫

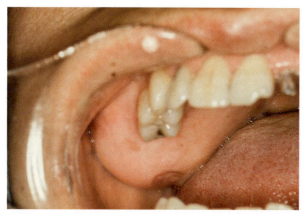

症例7a 76|は欠損し，頬側口蓋側に著明な膨隆を認めた．X線画像では比較的境界が明瞭で透過像と不透過像の混在がみられた

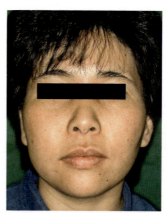

症例7b 右側頬部が軽度膨隆し，顔貌は左右非対称であった

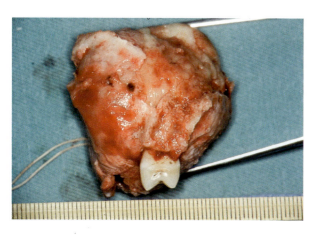

症例7c 腫瘍は被膜に覆われ比較的容易に剥離，摘出できた．病理組織学的に線維性組織に骨様，セメント質様の硬組織形成がみられた

● 歯原性粘液腫

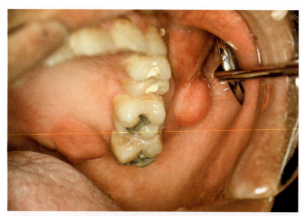

症例8a 上顎左側臼歯部が頬側に膨隆し，比較的軟らかい弾力のある軟組織を触知した

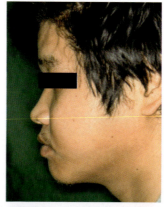

症例8b 左側頬部の膨隆がみられた

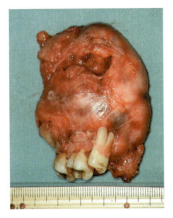

症例8c 被膜に覆われた境界の明瞭な弾力のある軟組織腫瘍であった

非歯原性腫瘍

良性上皮性腫瘍

- 乳頭腫

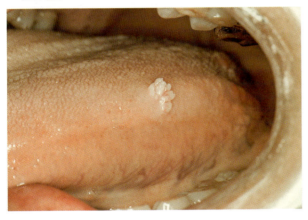

症例9 左側舌縁部に白色の隆起性病変を認め，表面は特徴的な乳頭状（カリフラワー状）を呈した

良性非上皮性腫瘍

- 線維腫

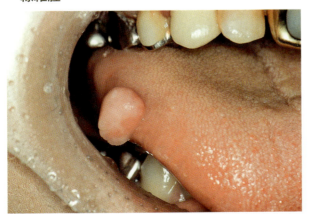

症例10 右側舌縁部に有茎性の腫瘤性病変を認め，弾性軟，表面は角化が亢進し，白色を呈した

- 脂肪腫

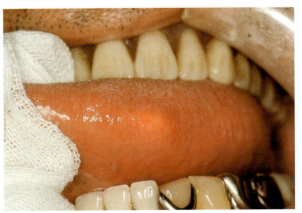

症例11 左側舌縁部にわずかに隆起した病変を認め，正常粘膜に覆われ，軟らかく，内部が黄色を示した

- 血管腫

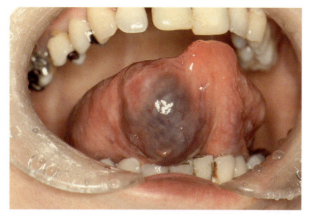

症例12 右側舌下面に暗紫色の腫瘤性病変を認めた．表面上皮は正常で，比較的軟らかく弾力があり，圧迫で退色した

- リンパ管腫

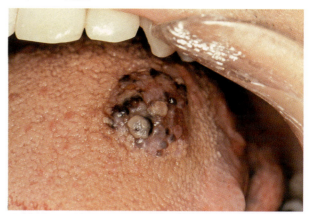

症例13 舌背が半球状に隆起し，表面に赤色や透明な小胞構造を多数認めた

- 骨腫

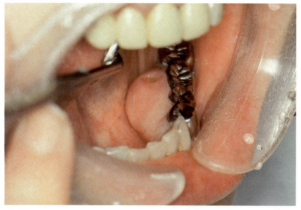

症例14 左側下顎骨の舌側に正常粘膜に覆われた腫瘤を認めた．硬さは骨様硬で下顎骨から移行的に隆起していた

- 神経線維腫

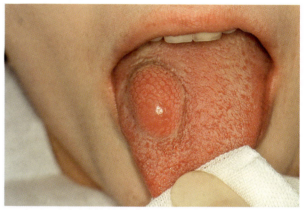

症例15 右側舌背部に半球状の膨隆を認めた．表面上皮はわずかに発赤を帯びているがほぼ正常であり，弾性で舌の組織よりやや硬く非可動性であった

- 神経鞘腫

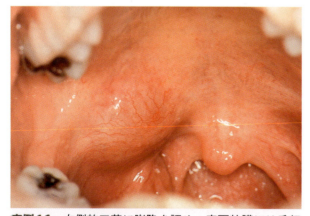

症例16 右側軟口蓋に膨隆を認め，表面粘膜には毛細血管の増生，拡張像を認めた．触診で境界が明瞭で，周囲組織よりやや硬い腫瘤であった

- 血管平滑筋腫

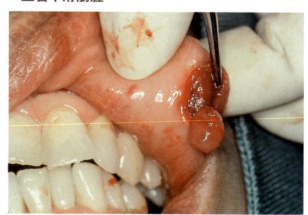

症例17 左側上唇内に大豆大で弾性硬，可動性の腫瘤を触知した

非歯原性腫瘍，その他の腫瘍状病変

- 顆粒細胞腫

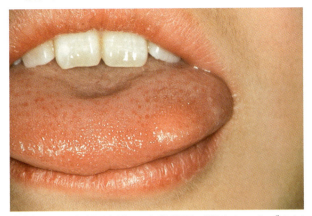

症例18a 左側舌縁部に糸状乳頭が消失し，わずかに隆起したやや硬い腫瘤を触知した

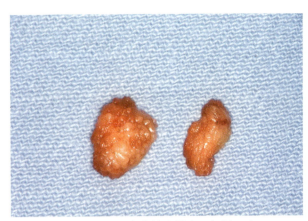

症例18b 約1mmの安全域を設定し切除した

- 化骨性線維腫

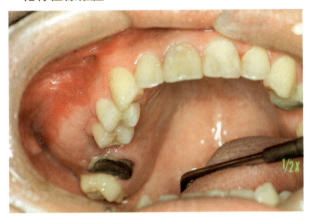

症例19 上顎右側臼歯部～上顎骨に骨の膨隆を認め，硬さは骨様硬で表面の歯肉，歯槽粘膜は正常であった

その他の腫瘍状病変

エプーリス

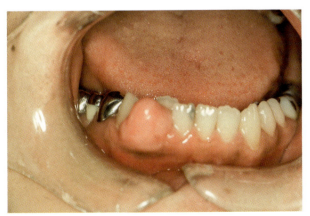

症例20 線維性エプーリス：2̄の唇側に広基性の腫瘤を認めた．2̄は舌側に転位し，比較的硬く，表面は平滑で正常色であった

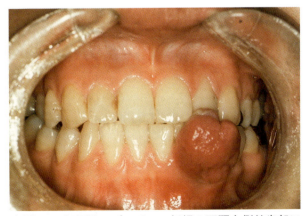

症例21 妊娠性エプーリス：妊婦の下顎左側前歯部に広基性で発赤を帯びており，軟らかい肉芽様の腫瘤を認めた

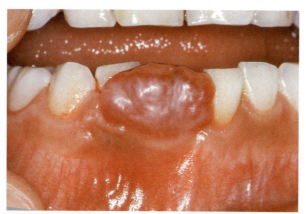

症例22 肉芽腫性エプーリス：下顎右側前歯部歯肉に発赤が強く，比較的軟らかい有茎性の腫瘤を認めた

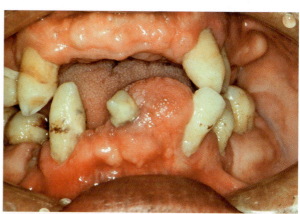

症例23 骨形成性エプーリス：|12 間歯肉に広基性で硬い腫瘤を認め，1| および |2 は腫瘤による圧迫で傾斜していた

● 外骨症

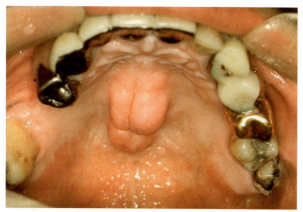

症例24 口蓋隆起：口蓋正中部に広基性，分葉状の隆起を認めた．表面粘膜は正常で，触診で骨様硬であった

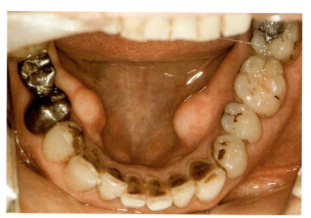

症例25 下顎隆起：両側下顎小臼歯部の舌側に骨様硬の隆起性病変を認めた．下顎骨から移行的な隆起で表面は正常粘膜に覆われていた

● 義歯性線維腫

● 妊娠性歯肉炎

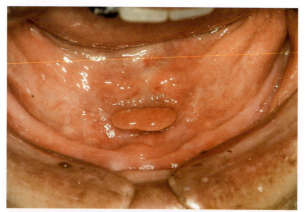

症例26 下顎は無歯顎で総義歯が装着されていた．下顎前歯部唇側に義歯床縁に接して腫瘤性の病変を認めた．有茎性で弾性軟，正常粘膜で覆われていた

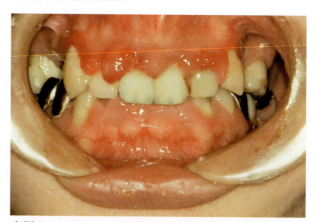

症例27 妊娠25週の妊婦．上顎前歯部の歯間乳頭を中心に発赤が強く，肉芽様の増殖を認め，易出血性であった

その他の腫瘍状病変

● 薬物性歯肉増殖症

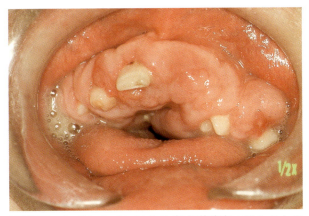

症例28 ヒダントインによる歯肉増殖症：てんかんの治療のためにヒダントインを長期に内服中，上顎の歯を覆うように歯肉の増殖を認めた

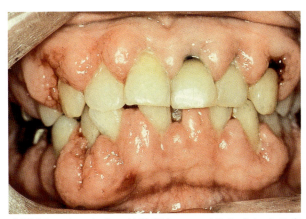

症例29 カルシウム拮抗薬（ニフェジピン）による歯肉増殖症：高血圧症に対してカルシウム拮抗薬を内服．歯間乳頭部を主体とした歯肉の増殖を認め，一部で歯周ポケットから出血を生じていた

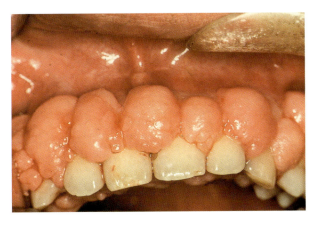

症例30 シクロスポリンAによる歯肉増殖症：腎臓移植後，免疫抑制薬を内服．歯間乳頭部を中心に腫瘤状に歯肉の増殖を認めた

Ⅷ章

悪性腫瘍

　口腔に生じる悪性腫瘍の多くは病理組織学的に扁平上皮癌である．口腔は直接目で見える部位であるにもかかわらず，いまだに進展例が多い．最近は地域によっては口腔がん検診も行われるようになった．一般の臨床医も早期の病変を見抜く能力が求められている．たとえば舌癌でも外向型，内向型，表在型など異なる臨床型がある．一方，頻度は低いものの非上皮性悪性腫瘍，いわゆる肉腫やリンパ腫，唾液腺悪性腫瘍なども口腔に発生する．これらはさらに特徴がつかみにくく，診断するにあたりCTやMRIなどの画像検査を駆使する必要がある．

前癌病変／上皮性悪性腫瘍（扁平上皮癌）／非上皮性悪性腫瘍（肉腫）／その他の悪性腫瘍

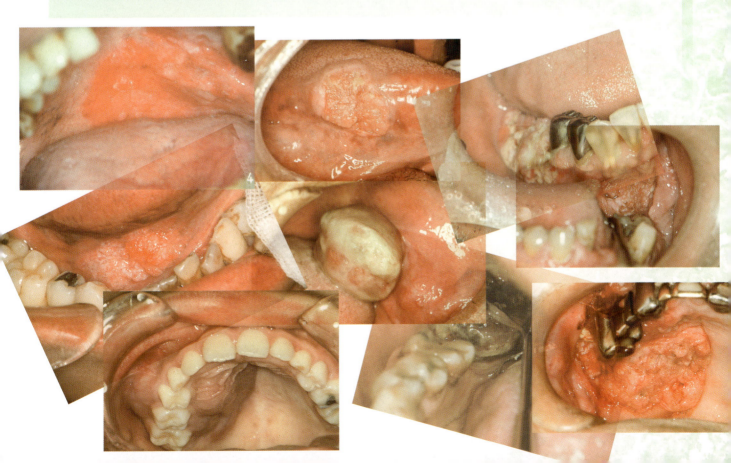

Ⅷ. 悪性腫瘍

前癌病変

●紅板症

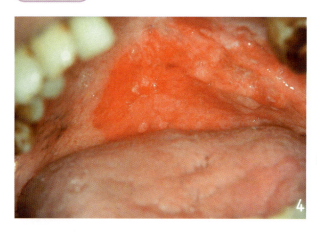

症例1　上顎の歯肉から口蓋にかけて表面がビロード状の紅斑を認めた．病理組織学的には上皮内癌であった

●白板症

口腔粘膜疾患19ページ参照

上皮性悪性腫瘍（扁平上皮癌）

●舌癌

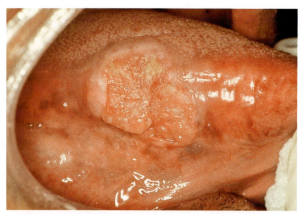

症例2　右側舌縁部に表面が顆粒状の潰瘍性病変を認め，周囲には硬結を触知した

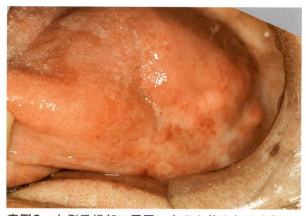

症例3　左側舌縁部に周囲に白斑を伴う紅斑を認め，舌背の正中部まで硬結を触知した

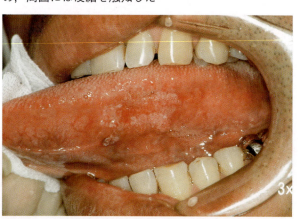

症例4　左側舌縁部に白斑と紅斑が混在した病変を認め，その下方に硬結を伴う潰瘍を認めた

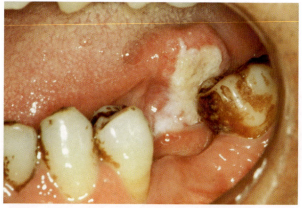

症例5　⌊7̄ の歯冠に食い込むように左側舌縁部に腫瘤を認め，表面は白色の偽膜に覆われていた

● 下顎歯肉癌

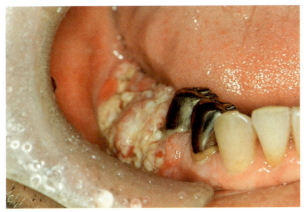

症例6 下顎右側臼歯部歯肉に表面が壊死組織に覆われた肉芽様の病変を認めた

● 上顎歯肉癌

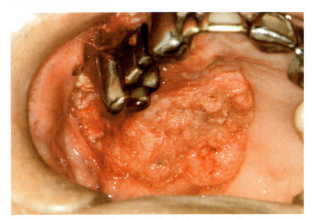

症例7 上顎右側歯肉に易出血性で表面が不正な肉芽状の病変を認めた

● 頬粘膜癌

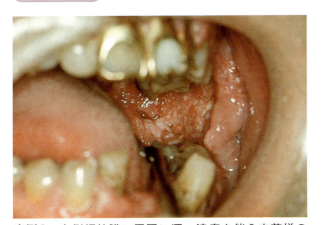

症例8 左側頬粘膜に周囲に深い潰瘍を伴う肉芽様の増殖を認めた

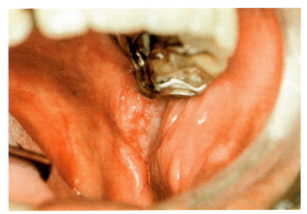

症例9 左側頬粘膜に白斑と紅斑が混在した病変を認め，後方では硬結を触知した

● 口底癌

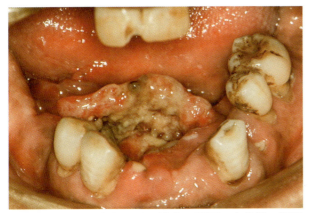

症例10 口底正中部に深い潰瘍と周囲に肉芽様の増殖を認め，深部まで硬結を触知した

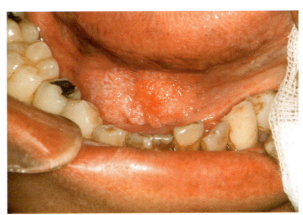

症例11 右側口底部に白色顆粒状の硬い病変を認め，中央部には紅斑とびらんを伴っていた

● 口蓋癌

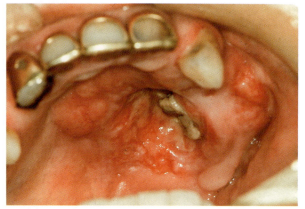

症例12　左側口蓋に深い潰瘍を認め，一部壊死組織を伴っていた

● 口唇癌

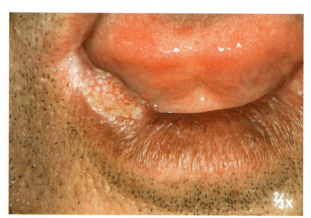

症例13　右側下唇に白色顆粒状の腫瘤を認め，硬結を触知した

非上皮性悪性腫瘍（肉腫）

● 線維肉腫

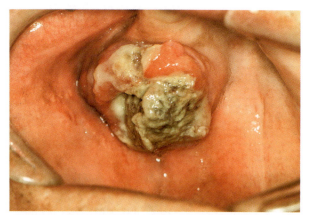

症例14　上顎左側歯肉に表面を壊死組織で覆われた褐色～発赤を呈した腫瘤状の病変を認めた

● 平滑筋肉腫

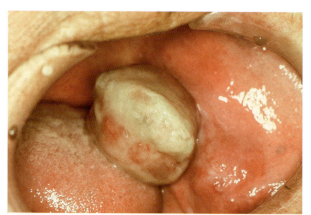

症例15　下顎左側臼歯部歯肉に有茎性に増殖した腫瘤性病変を認め，弾性でやや硬く表面は白色～乳白色を呈し，一部粗造な面を認めた

● 骨肉腫

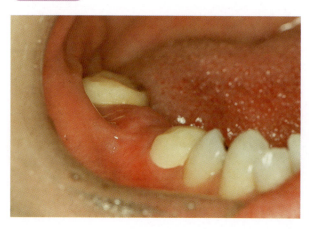

症例16　6⏌は欠損で周囲の歯肉から歯槽部まで骨様硬の膨隆を認めた．粘膜上皮は軽度の発赤を伴うもののほぼ正常であった

その他の悪性腫瘍

悪性黒色腫

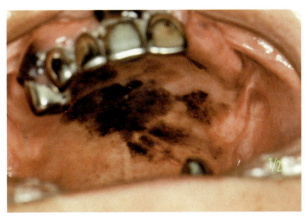

症例17　上顎歯肉〜口蓋にかけて黒褐色の病変を認め，唇側歯肉では隆起していた

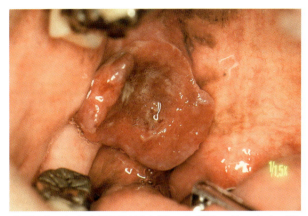

症例18　無色素性悪性黒色腫：右側軟口蓋に中央が陥没した赤色の肉芽様増殖を認め，その周囲にはびまん性に色素沈着がみられた

リンパ腫

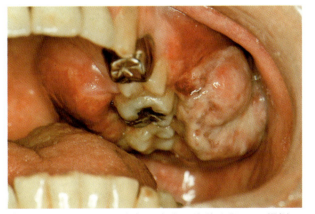

症例19　上顎左側臼歯部に歯肉の膨隆を認め，頰側では表面が壊死し乳白色を示した．触診では弾性硬，痛みは軽度であった

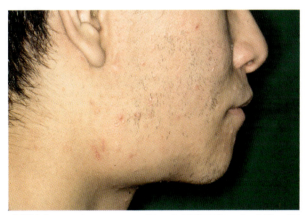

症例20　ホジキンリンパ腫：右側顎下部に無痛性の腫脹を認めた．触診では境界が明瞭で弾性硬，非可動性であった

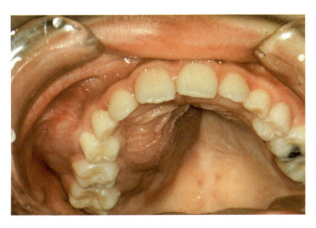

症例21　バーキットリンパ腫：上顎右側の頰側歯槽部〜口蓋にかけて無痛性の腫脹を認めた．表面粘膜は正常で弾性硬，X線画像で著明な骨破壊像を認めた

● 転移性悪性腫瘍

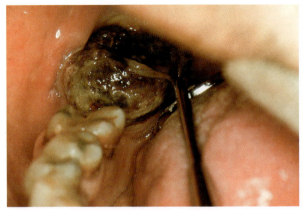

症例22 肝細胞癌の歯肉転移：下顎右側臼歯部歯肉に黒褐色の腫瘤を認め，表面は一部壊死を伴い，軟らかく易出血性であった

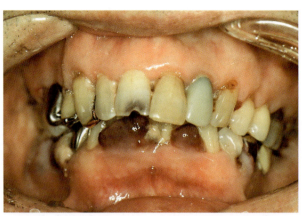

症例23 肺癌の歯肉転移：下顎歯肉に暗紫色の軟らかい腫瘤性の病変を認めた

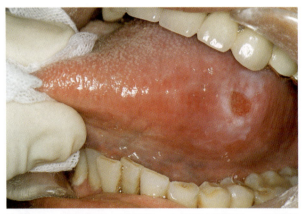

症例24 肝細胞癌の舌転移：左側舌が腫脹し，舌縁部には潰瘍を形成した

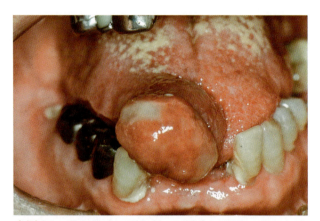

症例25 腎細胞癌の舌転移：舌尖部に腫瘤を認め，表面粘膜はびらん状を呈した

IX章

唾液腺疾患

　大唾液腺と小唾液腺に生じる疾患である．その多くは炎症性疾患や貯留囊胞，唾石症などである．近年，シェーグレン症候群など口腔乾燥を訴える患者が増加しており，診断の手順や治療法については最新の情報を確認する必要がある．IgG4関連疾患（ミクリッツ病）などは近年疾患の概念が改められた．また，唾液腺にはまれに腫瘍が発生する．臨床的には良性腫瘍，悪性腫瘍とも唾液腺の分布に一致して腫瘤を形成するが，さまざまな組織型の腫瘍が発生し，確定診断には画像検査に加えて病理組織学的検査が必須となる．

唾液腺炎／唾石症／貯留囊胞／良性唾液腺腫瘍／悪性唾液腺腫瘍／その他の唾液腺疾患

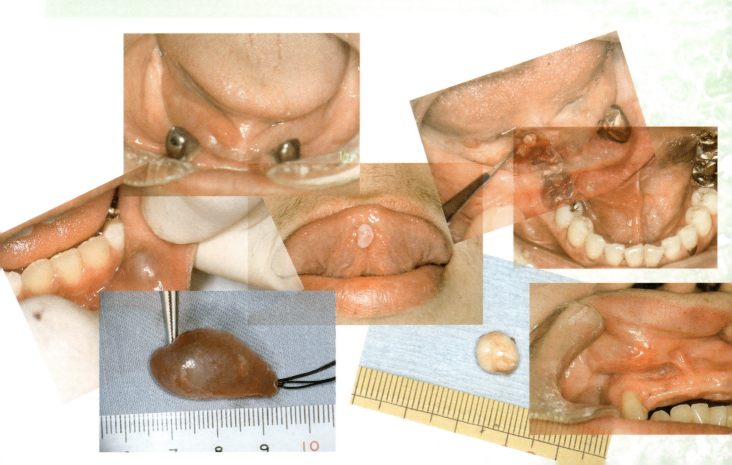

唾液腺炎

●急性顎下腺炎

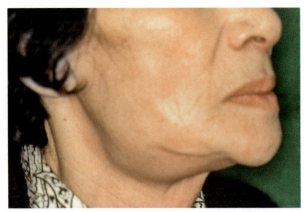

症例1　右側顎下部が急激に腫脹，強い痛みを訴えた

●急性耳下腺炎

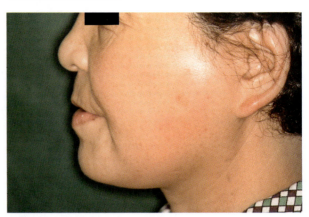

症例2　左側耳前部が急に腫脹，皮膚の発赤を認め，疼痛を訴えた

●急性舌下腺炎

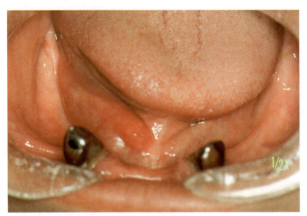

症例3　右側口底部に自発痛を伴った発赤と腫脹を認めた

●慢性顎下腺炎

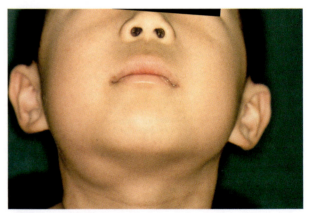

症例4　右側顎下部の顎下腺に一致した比較的硬い腫瘤を触知した

●流行性耳下腺炎（ムンプス）

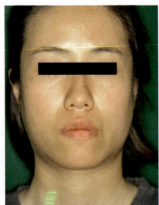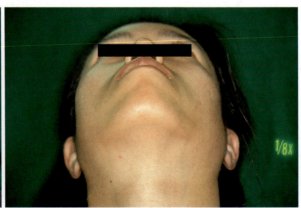

症例5　両側耳下腺および顎下腺のびまん性腫脹と強い痛みを生じた

唾石症

●顎下腺開口部唾石

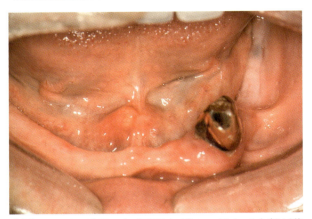

症例6a　顎下腺開口部（舌下小丘）に一致して内部が黄色の腫瘤を認めた

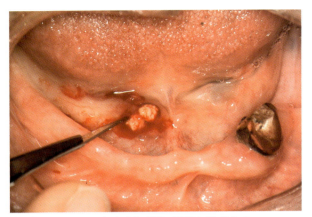

症例6b　メスで上皮を切開し唾石を摘出した

●顎下腺導管内唾石

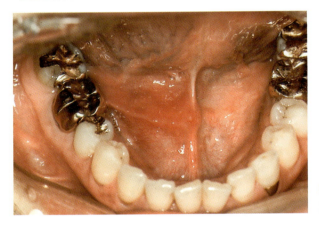

症例7　右側口底部に発赤および腫脹を認め，内部に硬固物を触知した

●顎下腺腺体内唾石

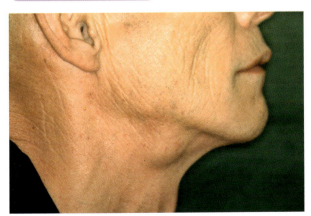

症例8a　右側顎下腺に一致した硬い腫瘤状病変を認めた．頻回に顎下部の腫脹，疼痛をくり返していた．画像検査により腫瘤は顎下腺本体で内部に石灰化物を認めた

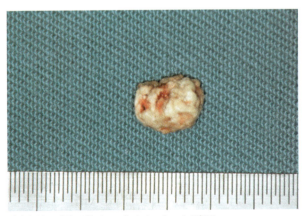

症例8b　顎下腺内に含まれていた唾石

貯留嚢胞

● 粘液嚢胞（粘液瘤）

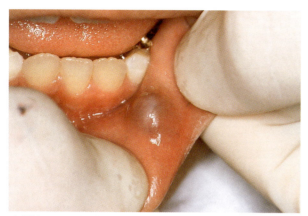

症例9　下唇粘膜に半球状で波動を触知する軟らかい腫瘤性病変を認めた．やや青みがかった内容液の貯留を確認できた

● ブランダンヌーン嚢胞

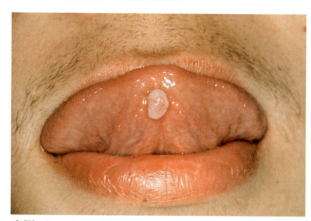

症例10　舌尖に近い舌下面に有茎性の軟らかい小腫瘤を認めた．表面粘膜は平坦であった

● 多発性表在性粘液嚢胞

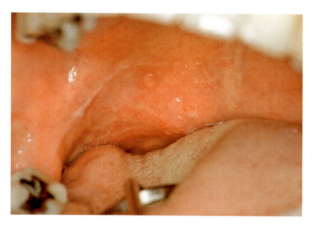

症例11　両側の軟口蓋にきわめて薄い上皮に覆われた多発性の小水疱様の病変を認めた．食物アレルギーとの関連が示唆された

● ガマ腫

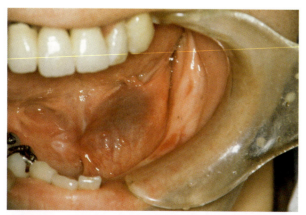

症例12a　舌下型：左側口底部に軟らかく波動を触知する隆起性の病変を認めた．暗青色の内容液が透過して確認できた

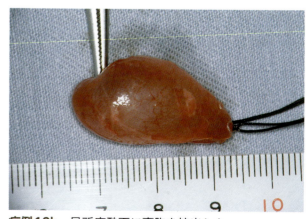

症例12b　局所麻酔下に嚢胞を摘出した

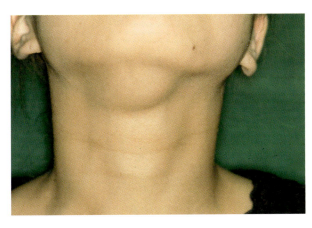

症例13 オトガイ下型：オトガイ下に軟らかい，波動を触知する腫脹を認めた

良性唾液腺腫瘍

● 多形腺腫

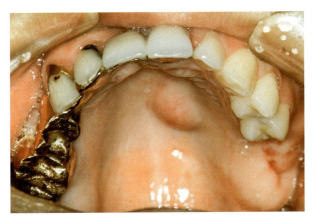

症例14 左側硬口蓋に境界の明瞭な半球状の膨隆を認め，表面粘膜は正常であった

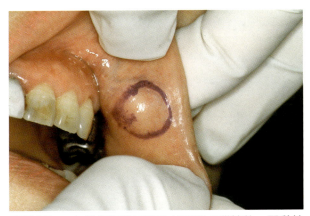

症例15a 左側頬粘膜に境界が明瞭で弾性軟，可動性のある腫瘤を触知した

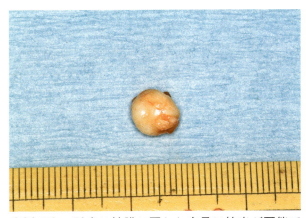

症例15b 腫瘤は被膜に覆われ容易に摘出が可能であった

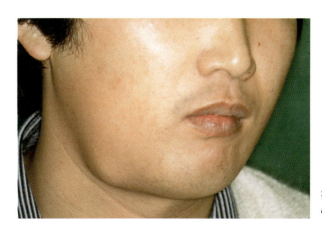

症例16 右側顎下部に弾性軟，無痛性で可動性のある腫瘤を触知した

ワルシン腫瘍

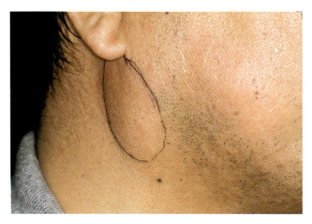

症例17 右側下顎角の後方に無痛性で弾性軟，やや境界の不明瞭な腫瘤を触知した

基底細胞腺腫

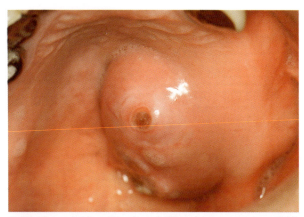

症例18a 左側口蓋に大きな腫瘤を認め，硬さは弾性軟で，表面の上皮には潰瘍の形成を認めた．X線画像では骨の破壊像はみられなかった

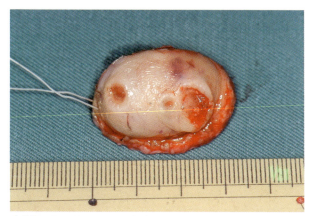

症例18b 約3mmの安全域を設定し，骨膜を含めて切除した

● 筋上皮腫

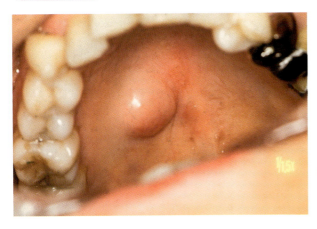

症例19 右側口蓋に境界が明瞭な半球状の腫瘤を認め，無痛性で粘膜も正常であった

悪性唾液腺腫瘍

● 腺癌

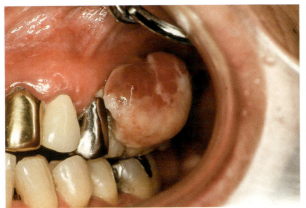

症例20 上顎左側歯肉の頰側に肉芽様の有茎性腫瘤を認め，表面は上方で暗紫色を呈し，下方では壊死組織に覆われていた

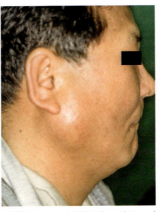

症例21a 右側耳介下部にびまん性，固着性の腫瘤を認めた

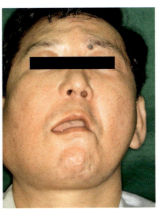

症例21b 右側の顔面神経麻痺を伴っており，右側の眼裂の閉鎖不全，口角下垂を認めた

● 悪性多形腺腫

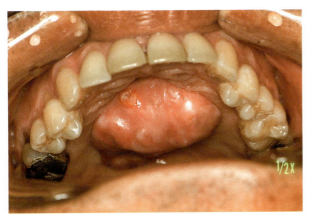

症例22 口蓋に有茎性で表面はほぼ平坦であるが一部潰瘍を伴う腫瘤を認めた

● 腺様囊胞癌

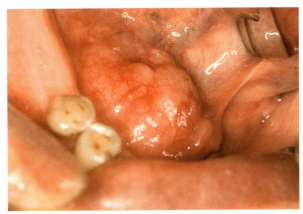

症例23 右側口底部に比較的硬く，固着性で触診で分葉状を呈する腫瘤を触知した

● 腺房細胞癌

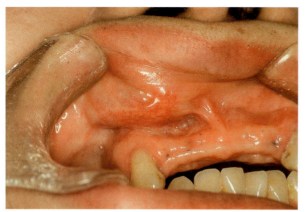

症例24 上顎右側歯槽部に無痛性で比較的硬い腫瘤を触知した

● 粘表皮癌

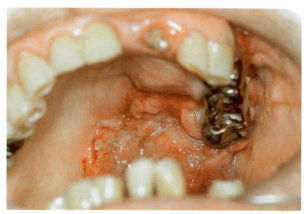

症例25 左側口蓋に肉芽様で潰瘍を伴う病変を認めた

その他の唾液腺疾患

● シェーグレン症候群

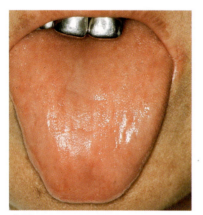

症例26 口腔乾燥とドライアイがあり，舌乳頭は萎縮し平滑舌を呈した

● IgG4関連疾患（ミクリッツ病）

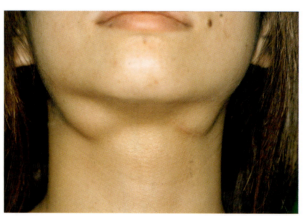

症例27 両側の顎下部に無痛性で比較的硬い腫瘤を触知した

X章

顎関節およびその関連疾患

　顎関節は側頭骨の下顎窩，関節結節と下顎骨の下顎頭およびその周囲の軟組織から構成され，左右の関節が下顎骨で連続した共同関節である．関節の中でも特異な構造を有し，咀嚼などの複雑な運動に関与する．顎関節に関連する疾患には，先天性障害，発育異常，炎症，腫瘍，骨折などのさまざまな疾患が生じるが，もっとも一般的なものは顎関節症である．しかし，全身的な疾患の部分症として顎関節に病変が生じることもある．

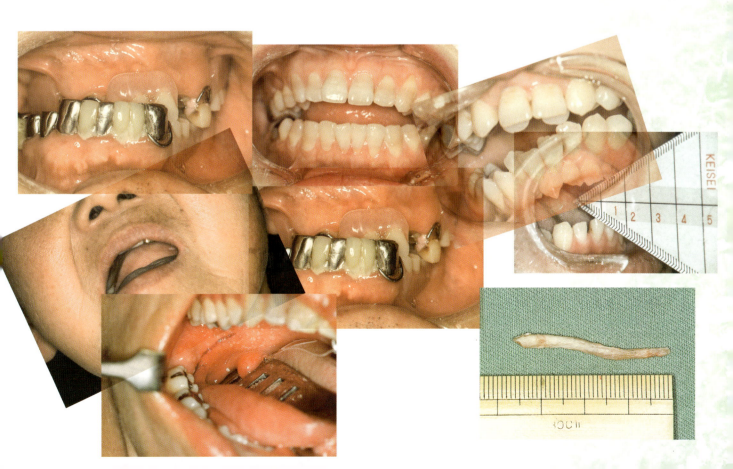

● 顎関節症

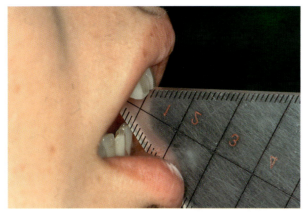

症例1　左側顎関節の痛みとそれに伴う開口障害を認めた

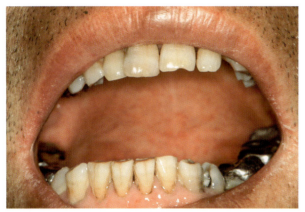

症例2a　開口時に右側咬筋部の痛みとそれに伴い下顎が右側に偏位した

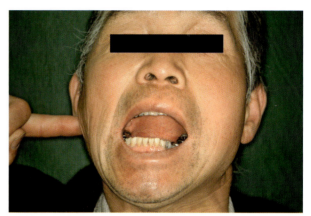

症例2b　開口時の疼痛部位と開口障害

● 変形性顎関節炎

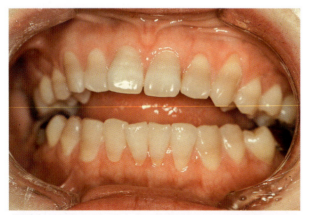

症例3　患者はリウマチの既往があり，前歯部の開咬とX線画像では両側下顎頭の骨破壊像を認めた

● 筋突起肥大

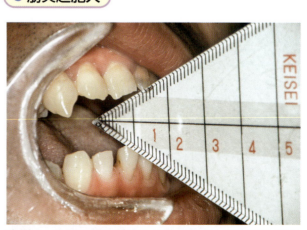

症例4　強固な開口障害とX線画像では両側筋突起の顕著な肥大像を認めた

● 顎関節強直症

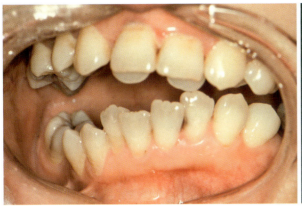

症例5a　強固な開口障害とX線画像では下顎頭の著しい変形と癒着が疑われた

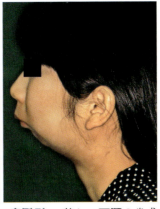

症例5b　著しい下顎の劣成長と鳥貌を呈した

● 破傷風

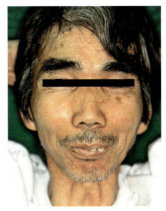

症例6　開口障害と冷笑を認めた

● 顎関節脱臼

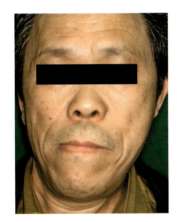

症例7a　左側顎関節脱臼：下顎が右側に偏位し左側頰骨弓下部に下顎頭を触知し，X線画像で関節頭が関節結節を超えて前方に移動していた

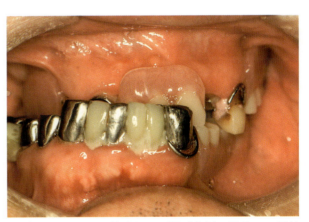

症例7b　左側顎関節脱臼：下顎が右側に偏位し，反対咬合となっていた

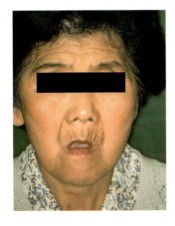

症例8a　両側性顎関節脱臼：下顎が前方に偏位し間延びした顔貌を呈し，X線画像で両側下顎頭が関節結節を超えて前方に移動していた

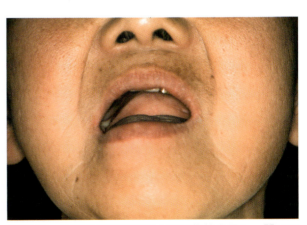

症例8b　両側性顎関節脱臼：開口状態を示し，閉口は困難であった

●咬筋肥大

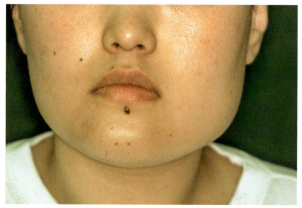

症例9 左側での片咀嚼の習慣があり，左側咬筋の著明な肥大を認めた

●顔面半側萎縮症

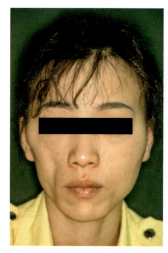
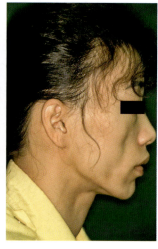

症例10 右側の頬部は陥凹し，顔貌は左右非対称であった

●茎状突起過長症

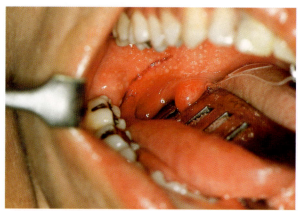

症例11a 開口時に右側咽頭部に疼痛を訴えた．X線画像で茎状突起過長を認めた

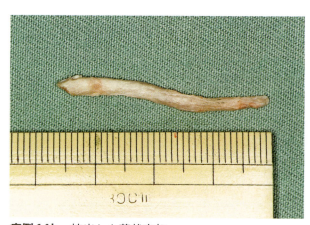

症例11b 摘出した茎状突起

XI章

神経疾患

　口腔，顎，顔面領域に分布する主な神経は三叉神経，顔面神経，舌咽神経，迷走神経，副神経，舌下神経であり，これらの神経が感覚や運動にかかわっている．歯科・口腔外科に受診するのは主に三叉神経，顔面神経の障害である．典型的な三叉神経痛は比較的診断が容易であるが，歯原性疼痛や非歯原性疼痛との鑑別を要することがある．三叉神経麻痺の中ではオトガイ神経麻痺がもっとも多く，下顎臼歯部の炎症や嚢胞，腫瘍，インプラントによる神経障害の場合がほとんどであるが，まれに中枢性の原因によることがある．顔面神経麻痺についても症状から末梢性か中枢性かを慎重に診断する．

神経麻痺，神経痛

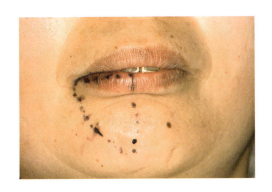
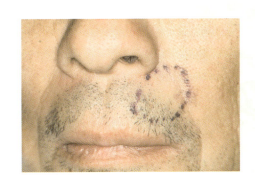

神経麻痺，神経痛

● 末梢性顔面神経麻痺（ベル麻痺）

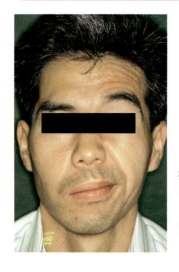

症例1　右側の表情筋の緊張が消失．額を含めてしわが消失し，顔面の非対称を呈していた

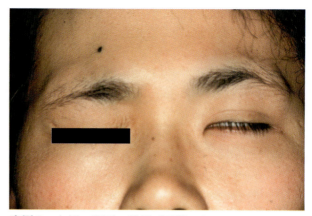

症例2　左側の眼裂の閉鎖が困難であった

● 三叉神経麻痺

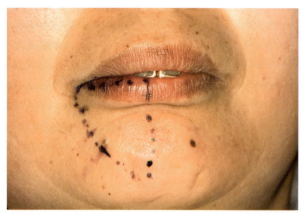

症例3　右側下唇〜オトガイ部にかけて知覚麻痺を認めた．下顎右側智歯周囲炎によるオトガイ神経麻痺

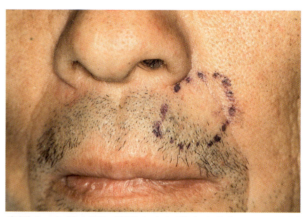

症例4　左側上唇に限局した知覚麻痺を認めた．脳腫瘍による上顎神経麻痺

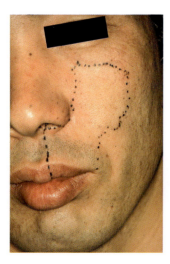

症例5　左側眼窩下部〜上唇にかけて知覚麻痺を認めた．左側歯性上顎洞炎に伴う眼窩下神経麻痺

● 三叉神経痛

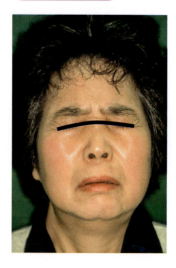

症例6　右三叉神経第2枝である上顎神経領域の電撃様疼痛発作時

XII章

全身疾患に関連した口腔病変-1
血液疾患

　血液疾患は口腔に症状を現す全身疾患の中でもっとも重要な疾患の一つである．舌乳頭の萎縮から貧血が判明することはまれではない．血液疾患による口腔症状でもっとも多いのは歯肉出血である．歯肉出血ではその原因が局所的なものか，全身性なものかを見極める必要がある．その他，口腔粘膜の潰瘍や出血斑，歯肉の増殖や歯肉壊死などを認めた場合は全身症状の有無に注意するように心がける．特に急性白血病や重篤な血小板減少症などでは緊急を要することがある．

赤血球性疾患／白血球性疾患／白血病／出血性素因／
血液疾患に関連した病変

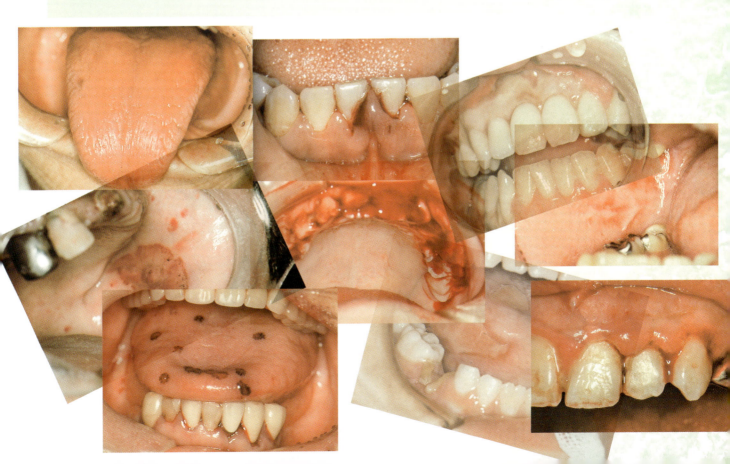

XII. 全身疾患に関連した口腔病変-1　血液疾患

赤血球性疾患

● 鉄欠乏性貧血

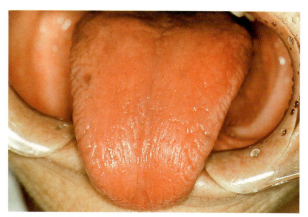

症例1　舌乳頭が萎縮し，赤く平らな舌を示した

● 巨赤芽球性貧血

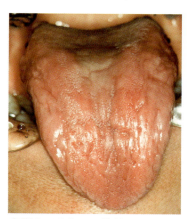

症例2　舌乳頭が萎縮し，ぴりぴりする痛みを訴えた．約10年前に胃切除の既往があった

● 再生不良性貧血

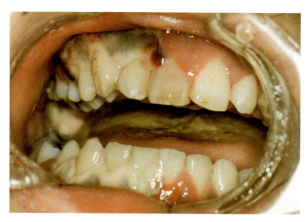

症例3　右側上下歯肉は壊死になり，強い痛みを訴えた．白血球数500/μL

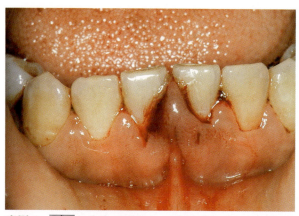
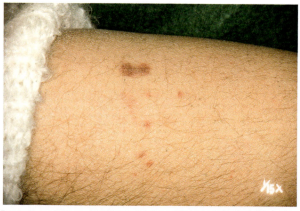

症例4　1|1の歯肉が腫脹し，歯周ポケットから出血を認めた．また，大腿部の皮膚に多数の出血斑を認めた．血小板数6,000/μL

白血球性疾患

● 無顆粒球症

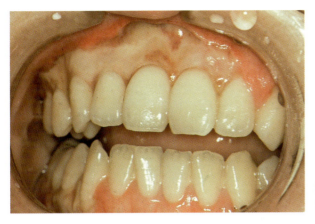

症例5　上下顎辺縁歯肉が広範囲に壊死になっていた．白血球数300/μL

● 骨髄異形成症候群

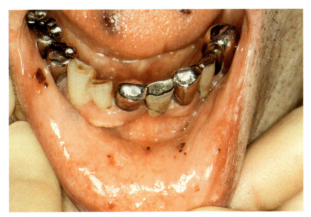

症例6　下唇粘膜，舌背に多数の出血斑を認めた

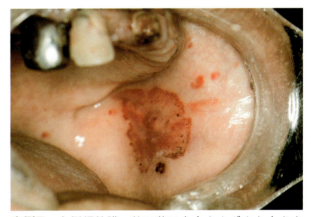

症例7　左側頰粘膜，軟口蓋に大小さまざまな大きさの出血斑を認めた

白血病

● 急性骨髄性白血病

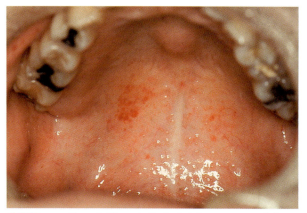

症例8　口蓋に多数の点状出血を認めた．血小板数7,000/μL（症例8）

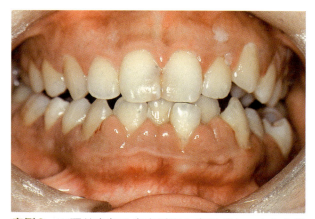

症例9　下顎前歯部の歯肉腫脹と歯周ポケットから微量の出血を認めた

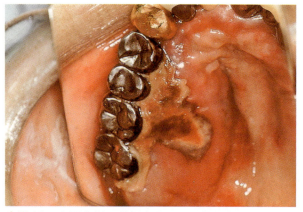

症例10　上顎左側口蓋側歯肉から口蓋粘膜にかけて壊死を認めた

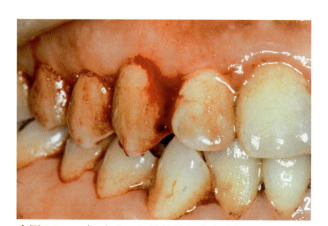

症例11　$\underline{32|}$部歯肉から持続的な出血を認めた

● 急性前骨髄性白血病

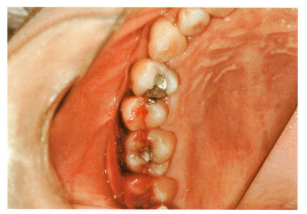

症例12　上顎右側臼歯部歯肉から出血を認めた．播種性血管内凝固症候群（DIC）を合併

● 急性リンパ性白血病

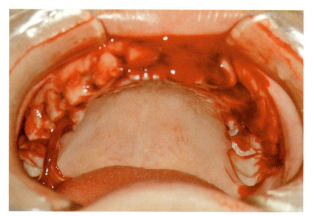

症例13　上顎前歯部歯肉からの出血．血小板数10,000/μL

出血性素因

突発性血小板減少性紫斑病

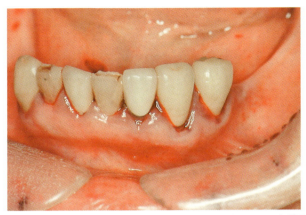
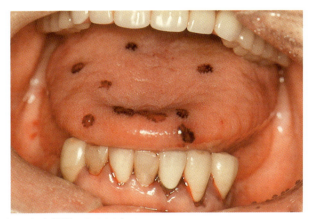

症例14　下顎歯肉からの出血と舌背には出血斑を多数認めた．血小板数10,000/μL

周期性血小板減少症

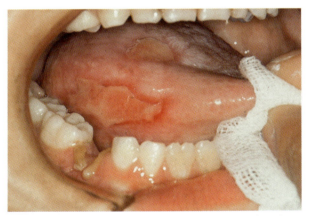
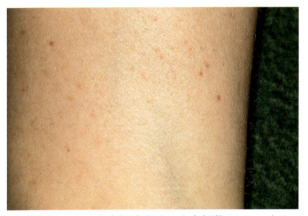

症例15　右側舌縁部に潰瘍の形成と前腕部皮膚に多数の点状出血を認めた．血小板減少時，血小板数20,000/μL

血友病A

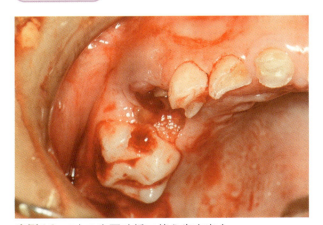

症例16　D|の歯冠破折に伴う歯肉出血

血友病B

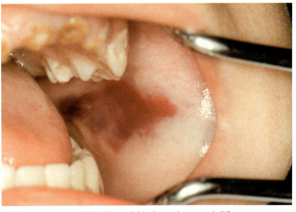

症例17　左側頰粘膜，咬筋内に生じた血腫

● 第Ⅴ因子欠乏症

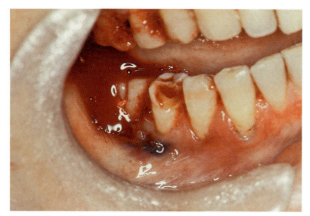

症例18 下顎臼歯部歯肉からの出血

● 無フィブリノーゲン血症

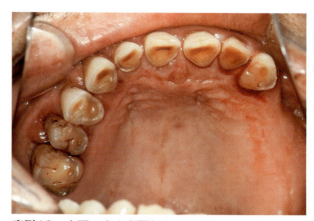

症例19 全顎の歯肉歯頸部から持続していた出血

● 抗血栓療法

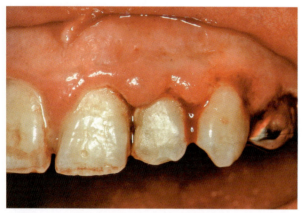

症例20 上顎左側歯肉からの持続的出血．アスピリン内服中

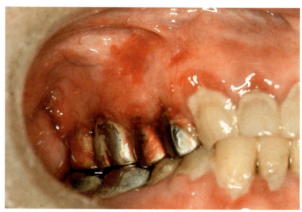

症例21 上顎右側歯肉からの出血．バファリン，パナルジン内服中

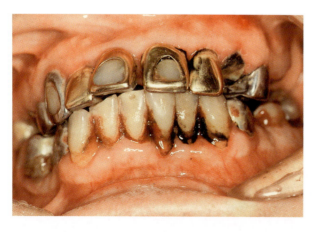

症例22 下顎歯肉からの持続的出血．ワーファリン服用中

● 肝機能障害

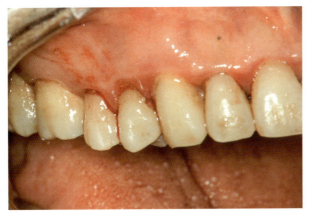

症例23　上顎の歯肉出血を生じた肝硬変患者

● 播種性血管内凝固症候群（DIC）

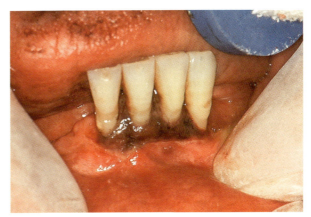

症例24　下顎歯肉からの出血

血液疾患に関連した病変

● 急性移植片対宿主病（GVHD）

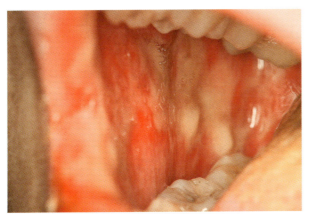

症例25　骨髄移植直後に生じた頬粘膜の広範なびらん

● 慢性移植片対宿主病（GVHD）

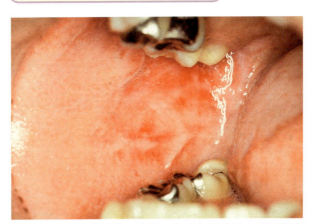

症例26　骨髄移植数カ月後に生じた頬粘膜の扁平苔癬様の病変

● アミロイドーシス

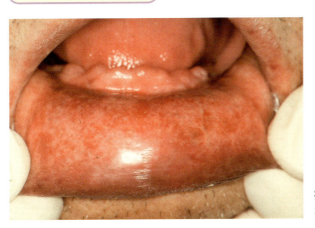

症例27　多発性骨髄腫に合併した口唇の紅斑を伴う腫脹

XIII章

全身疾患に関連した口腔病変-2
その他の疾患

　口腔内には全身疾患に関連したさまざまな病変が生じる．口腔は消化管の入り口であり，また，呼吸器の入り口でもあるため，消化器疾患，呼吸器疾患に関連した病変が生じる．比較的多いのは皮膚科的疾患，膠原病に関連したものである．なかには口腔病変が全身疾患の初発症状となることもあるため，既往歴に加え全身状態にも配慮が必要で，治療にあたっては医科歯科連携で対応することが重要となる．

消化器疾患／呼吸器疾患／膠原病／皮膚疾患

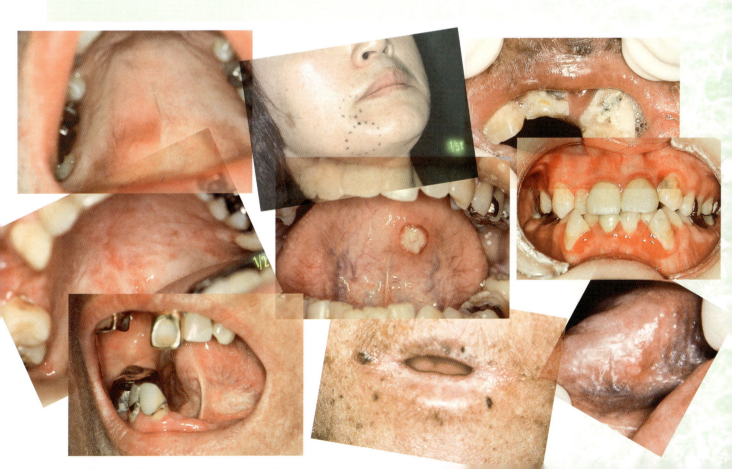

XIII．全身疾患に関連した口腔病変-2　その他の疾患

消化器疾患

● クローン病

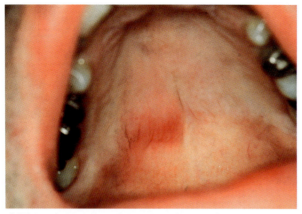

症例1　右側口蓋に毛細血管の拡張を伴う紅斑を認めた

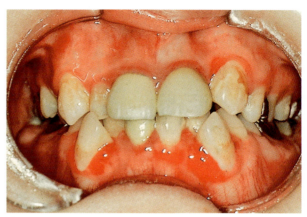

症例2　下顎歯肉の著明な発赤を伴う腫脹を認め，病理組織学的に肉芽腫性病変であった

● 過敏性大腸炎

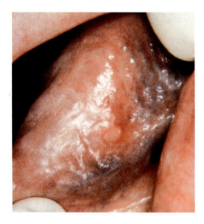

症例3　大腸の症状増悪時に小さなアフタが多発した

呼吸器疾患

● サルコイドーシス

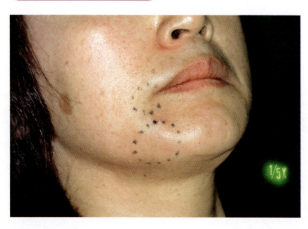

症例4　左側口角付近，オトガイ部に腫瘤を触知し，病理組織学的に類上皮細胞を含む肉芽腫性病変であった

膠原病

全身性エリトマトーデス (SLE)

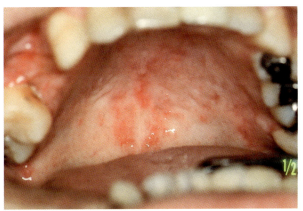

症例5　口蓋に表面が粗造な白斑と小潰瘍の形成を認めた

ウェゲナー肉芽腫症

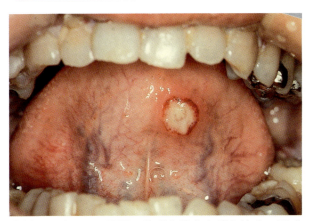

症例6　舌下面に周囲に著明な発赤を伴う潰瘍の形成を認めた

皮膚疾患

強皮症

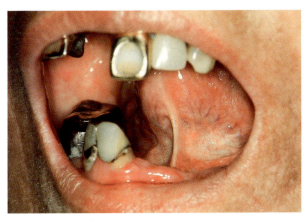

症例7　舌小帯の硬化，強直を認めた

色素性乾皮症

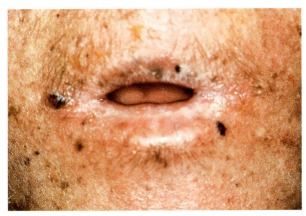
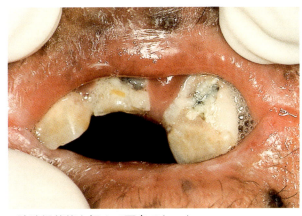

症例8　口唇の瘢痕が顕著でいわゆる小口症を呈しており，口腔清掃状態も極めて不良であった

編著

神部 芳則　自治医科大学教授
　　　　　　神奈川歯科大学客員教授
大橋 一之　国際医療福祉大学熱海病院准教授

執筆協力者

野口 忠秀　自治医科大学准教授
内藤 浩美　自治医科大学客員研究員
伊藤 弘人　那須赤十字病院部長
松本 浩一　四街道徳洲会病院部長
土屋 欣之　栃木県立がんセンター科長
早坂 純一　自治医科大学病院助教
篠崎 泰久　しのざき歯科医院院長
上野 泰宏　上野デンタルクリニック院長

| 臨床家のための口腔疾患カラーアトラス | ISBN978-4-263-44492-4 |

2017年4月1日　第1版第1刷発行

編著者　神　部　芳　則
　　　　大　橋　一　之
発行者　白　石　泰　夫
発行所　医歯薬出版株式会社

〒113-8612　東京都文京区本駒込1-7-10
TEL.（03）5395-7638（編集）・7630（販売）
FAX.（03）5395-7639（編集）・7633（販売）
http://www.ishiyaku.co.jp/
郵便振替番号　00190-5-13816

乱丁，落丁の際はお取り替えいたします．　　　　印刷・真興社／製本・皆川製本所
© Ishiyaku Publishers, Inc., 2017. Printed in Japan

本書の複製権・翻訳権・翻案権・上映権・譲渡権・貸与権・公衆送信権（送信可能化権を含む）・口述権は，医歯薬出版（株）が保有します．
本書を無断で複製する行為（コピー，スキャン，デジタルデータ化など）は，「私的使用のための複製」などの著作権法上の限られた例外を除き禁じられています．また私的使用に該当する場合であっても，請負業者等の第三者に依頼し上記の行為を行うことは違法となります．

JCOPY ＜（社）出版者著作権管理機構　委託出版物＞
本書をコピーやスキャン等により複製される場合は，そのつど事前に（社）出版者著作権管理機構（電話03-3513-6969, FAX 03-3513-6979, e-mail:info@jcopy.or.jp）の許諾を得てください．